大腸癌取扱い規約

Japanese Classification of Colorectal, Appendiceal, and Anal Carcinoma

第 9 版
2018年7月

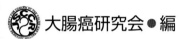 大腸癌研究会 ● 編

July 2018 (Ninth Edition)
Japanese Society for Cancer of the Colon and Rectum

金原出版株式会社

大間原発差止訴訟

第9版 序文

このたび，5年ぶりに「大腸癌取扱い規約」が改訂されました。

第8版の「序文」で述べましたように，「大腸癌取扱い規約」の目的は，①観察した所見や行った治療を決められた定義に従って記載すること，②記載された記録を蓄積してデータベースとし，それを分析して，現状の問題点を洗い出し，それを解決することにより，大腸癌の診断・治療を改善することです。ご存知のように，日本の大腸癌の診断・治療は独自の進化を遂げ，その過程において，「大腸癌取扱い規約」はこの日本独自の診断・治療に基づいて作成・改訂されてきました。一方，大腸癌の診断・治療の領域では，加速度的に諸外国との交流が進んでいます。近年では，日本の大腸癌の診断・治療は諸外国からも注目を浴びるようになってきましたが，日本以外の国では，大腸癌の所見の分類・記載法は TNM 分類に従っているため，「大腸癌取扱い規約」に基づいて収集・分析された日本の大腸癌の臨床試験や研究の成果は，必ずしも正しく，適切な評価を受けているとは限りません。

第9版では，大腸癌研究会に蓄積されたデータを用いた分析を行ったうえで，TNM 分類と齟齬をきたさない領域ではできるだけ TNM 分類に準ずるように改訂を行いました。しかし，長年の蓄積で得られ，有用と判断された日本独自の分類はそのまま維持しています。従って，初めのうちは混乱を招く点もあるかと思いますが，第9版を十分に理解し，日常の診療に用いていただければと思います。

さらに，日本ではそれぞれの部位の消化器癌にはそれぞれの「癌取扱い規約」が使用されています。一方，大腸癌診療に携わっている先生方は，大腸癌のみの診療に特化していることはなく，多くの先生方はいくつかの消化器癌の診療に携わっていると思います。それぞれの「癌取扱い規約」での定義が臓器によって異なることは，消化器癌診療に従事している先生方に余計な負担を強いることになり，また，記載の誤りにもつながる危惧があります。特に，病理の先生方の負担は大きいと思います。このため，各臓器の癌の特性を十分に考慮しつつ，分類や記載法をできるだけ統一してゆく必要があります。第9版ではその一歩を踏み出しました。

今回の改訂を経ても，「大腸癌取扱い規約」には引き続き検討すべき点が少なからず残っています。大腸癌研究会では，今後もプロジェクト研究などを通して，より完成度の高い規約を目指してゆきたいと思います。

平成 30 年 7 月

会長　杉　原　健　一

規約委員会

委員長	杉原健一			
委　員	味岡洋一	石黒信吾	磯本浩晴	伊藤雅昭
	岩下明德	大矢雅敏	奥野清隆	落合淳志
	勝又伴栄	加藤知行	金光幸秀	絹笠祐介
	九嶋亮治	工藤進英	小平　進	固武健二郎
	小西文雄	小山靖夫	斎藤　豊	酒井義浩
	佐竹儀治	島田安博	白水和雄	菅井　有
	髙金明典	田中信治	千葉　勉	藤盛孝博
	武藤徹一郎	室　圭	森　武生	森　正樹
	森谷宜皓	八尾隆史	安富正幸	山田一隆

（五十音順）

規約改訂委員会

委員長	固武健二郎			
委　員	味岡洋一	上野秀樹	岡島正純	落合淳志
	金光幸秀	九嶋亮治	幸田圭史	小林宏寿
	斎藤　豊	島田安博	田中信治	橋口陽二郎
	長谷和生	濱口哲弥	前田耕太郎	八尾隆史
	山田一隆	渡邉聡明	渡邊昌彦	

（五十音順）

第 8 版 序 文

『大腸癌取扱い規約』の初版が1977年9月に出版されてから35年以上が経過しました。この間の画像診断法，治療法（手術治療，内視鏡治療，化学療法，その他の治療），病理検査法の進歩には目覚ましいものがあります。

『大腸癌取扱い規約』の主な目的は，①観察した所見や行った治療を決められた定義に従って記載することと，②記載された記録を蓄積してデータベースとしそれを分析することにより現状を知ること，の二つです。②ではさらに，現状分析から問題点を洗い出し，次いでそれを解決することにより，大腸癌研究会の最大の目的である大腸癌の診断・治療のさらなる改善に繋げることができます。しかし一方で，①の「決められた定義に従って記載する」ことにも少なからず問題が内包されています。現在の定義に客観性があるのか，定義そのものに不確定要素がどの程度含まれているのか，得られる所見の観察法が共通なのか，などに基づいて常に定義を再検討する必要があります。つまり，知識や経験の蓄積，新たな知見の登場，診断機器・技術や治療法の改良・改善などに伴い規約は常に改訂されてゆきます。

大腸癌研究会では各種委員会やプロジェクト研究を通して常に問題の解決に取り組んできました。プロジェクト研究では「大腸癌術後フォローアップの研究」，「内視鏡治療後のpSM癌の追加手術の適応」，「壁外非連続性癌進展病巣に関する研究」，「直腸癌の壁外浸潤程度」，「側方郭清の適応基準」，「肝転移のGrade分類」，「肺転移のGrade分類」，「簇出の臨床的意義」，「perineural invasionの臨床的意義」，などで有意義な結論が得られ，「脈管侵襲の判定基準」，「内視鏡治療における断端陽性の定義」，「結腸癌の至適切離腸管長」，「腹膜播種のGrading」，などが検討中です。今回の規約改訂におきましても複数のプロジェクト研究の成果が盛り込まれています。

また，2005年に『大腸癌治療ガイドライン』が出版されるまでは『大腸癌取扱い規約』には治療方針に関する記載も盛り込まれていました。しかし，『大腸癌治療ガイドライン』が普及したことから，この第8版からは『規約』と『ガイドライン』の役割分担を明確にすることにしました。『大腸癌取扱い規約 第8版』と『大腸癌治療ガイドライン』の双方をともに大腸癌の日常診療の参考にしていただければ幸いです。

平成 25 年 7 月

会長　杉　原　健　一

規約委員会

委員長　杉原健一
委員　　味岡洋一　　石黒信吾　　磯本浩晴　　岩下明德
　　　　岩間毅夫　　牛尾恭輔　　大木繁男　　太田博俊
　　　　大矢雅敏　　奥野清隆　　落合淳志　　勝又伴栄
　　　　加藤知行　　九嶋亮治　　工藤進英　　小平　進
　　　　固武健二郎　小西文雄　　小山靖夫　　酒井義浩
　　　　佐竹儀治　　澤田俊夫　　白水和雄　　菅井　有
　　　　多田正大　　千葉　勉　　長廻　紘　　樋渡信夫
　　　　福島恒男　　藤盛孝博　　武藤徹一郎　棟方昭博
　　　　森　武生　　森　正樹　　森谷冝皓　　八尾隆史
　　　　安富正幸　　米澤　傑　　渡邉聡明

（五十音順）

規約改訂委員会

委員長　固武健二郎
委員　　味岡洋一　　上野秀樹　　落合淳志　　亀岡信悟
　　　　小林宏寿　　島田安博　　高橋慶一　　長谷和生
　　　　田中信治　　藤盛孝博　　森田隆幸　　渡邉聡明

（五十音順）

第7版補訂版　序　文

　このたび大腸癌取扱い規約第7版の補訂版が完成しました。2006年3月に出版された第7版では大きな改訂が行われました。第6版出版以降継続的に行われていた研究の成果に加え，第7版に向けて約2年に渡り詳細な検討が行われてきました。しかしながら，十分な検討にもかかわらず，不備な点がいくつかあり，先生方からご指摘をいただきました。また，大腸生検分類に関しましては，病理小委員会での熱心な討議にもかかわらず，十分なコンセンサスが得られないまま提出された経緯があります。組織図譜におきましても，必ずしも典型的ではないものもありました。これら，いくつかの問題点があることから補訂版を作成いたしました。注意すべき変更点は大腸生検分類で，現場で混乱が起きないような表現にかえてあります。内視鏡摘除標本，リンパ節分類の基本型と腸管傍リンパ節の図，組織学的所見の一部にも変更があります。その他，字句の訂正がされています。

　まだまだ不備な点があるかと思いますが，現在行われているいくつかのプロジェクト研究が重要な成果を示せば，それを盛り込んだ改訂を行いますので，その時点で第7版の問題点を正したいと思います。

平成21年1月

会長　　杉　原　健　一

規約委員会 （平成20年12月）

委員長	杉原 健一			
委　員	石黒 信吾	磯本 浩晴	岩下 明徳	岩間 毅夫
	牛尾 恭輔	大木 繁男	太田 博俊	大矢 雅敏
	奥野 清隆	勝又 伴栄	加藤 知行	加藤 洋
	工藤 進英	小池 盛雄	小平 進	固武 健二郎
	小西 文雄	小山 靖夫	酒井 義浩	佐竹 儀治
	澤田 俊夫	下田 忠和	白水 和雄	高橋 孝
	多田 正大	千葉 勉	長廻 紘	中村 眞一
	日比 紀文	樋渡 信夫	福島 恒男	藤盛 孝博
	武藤 徹一郎	棟方 昭博	望月 英隆	森 武生
	森 正樹	森谷 宜皓	八尾 隆史	安富 正幸
	米澤 傑	渡邉 聡明	渡邉 英伸	

（五十音順）

第7版 序文

　大腸癌取扱い規約の初版が出版されてから，ほぼ30年が経過した．その後，時代の要請に応じて規約は版を重ね，8年前に第6版が出版された．この間に大腸癌は増加の一途を辿り，規約の利用度，重要性が増す一方，様々な経験の蓄積に伴って，現場の取扱いの上で規約の内容が必ずしも適切でない部分も出て来た．また，第6版で掲載されている写真の中にはもっと適切なものがあること，改訂されたTNM分類との整合性を図る必要もあることなどの理由から，今回，6回目の規約改訂が行われることになった．規約改訂準備委員会を設立し，多数の委員の方々の協力によって，精力的かつ迅速に改訂作業が進められ，今回の完成をみたことは喜びと感謝の極みである．改訂部分の具体的な事項は別に列挙されているので，第6版との違いを適正に理解して規約を利用していただきたい．

　本規約表題の英訳は初版の時からgeneral rulesであった．本来ruleは違反すると罰則を伴うものであり，本規約にはそれ程強い強制力はないので，例えばguidelineに変えた方がよいという意見もあったが，長年使い慣れていて今更変える強い理由も見当たらず，あえて変更はしないことにした．あくまで，このruleに従って大腸癌を取り扱い，記載を統一することが，わが国の大腸癌研究さらには大腸癌医療の発展に役立つという基本的理解に基いたruleであり，言いかえればguideline的なruleであるということをよく理解して利用していただきたいと思う．本規約が日常臨床の場において広く利用され，大腸癌患者の治療，さらには臨床研究に役立つことを期待して止まない．

　　平成18年3月

　　　　　　　　　　　　　　　　　　　　　　　　　　　　　会長　　武　藤　徹一郎

規約委員会

委員長　武藤徹一郎
委員　　石黒信吾　　磯本浩晴　　岩下明徳　　岩間毅夫
　　　　牛尾恭輔　　大木繁男　　太田博俊　　大矢雅敏
　　　　奥野清隆　　勝又伴栄　　加藤知行　　加藤　洋
　　　　工藤進英　　小池盛雄　　小平　進　　小西文雄
　　　　小山靖夫　　酒井義浩　　佐竹儀治　　澤田俊夫
　　　　下田忠和　　進藤勝久　　杉原健一　　高橋　孝
　　　　多田正大　　千葉　勉　　長廻　紘　　中村眞一
　　　　日比紀文　　樋渡信夫　　福島恒男　　藤盛孝博
　　　　丸山雅一　　棟方昭博　　望月英隆　　森　武生
　　　　森　正樹　　森谷宜皓　　八尾隆史　　安富正幸
　　　　米澤　傑　　渡邉英伸

規約改訂委員会

委員長　杉原健一
委員　　岩間毅夫　　牛尾恭輔　　加藤知行　　亀岡信悟
　　　　固武健二郎　小西文雄　　島田安博　　白水和雄
　　　　杉原健一　　長廻　紘　　望月英隆　　森　武生
　　　　森田隆幸　　森谷宜皓　　渡邉英伸

規約改訂ワーキング委員会

委員長　杉原健一
委員　　亀岡信悟　　固武健二郎　高橋慶一　　島田安博
　　　　白水和雄　　田中信治　　平井　孝　　藤盛孝博
　　　　望月英隆　　森田隆幸

第6版 序文

　第6版の改定の要点は2つある。1つは病理学的事項の中の「癌診断のための生検組織判定(B,Ⅳ)」の改訂である。ここでは細胞・組織の異型度からGroup 1から5まで分類されているが，Group 2は非腫瘍性の異型を，Group 3～5は腫瘍性を指すことにした。すなわちGroup 3は腫瘍性で軽度および中等度異型，Group 4は高度異型，Group 5は癌である。議論があったのはGroup 4で，微小な生検組織では癌か否かの判定が困難なことがしばしばある。組織学的に癌が疑われるが，癌であることの判定が困難な病変をGroup 4に含めることにした。生検組織分類が腫瘍性と非腫瘍性とに区別されることになったことで，従来よりも異型上皮の扱いを明確にすることができた。しかし，今後は，より正確な臨床所見の提示が求められるであろう。第2は，より正確な理解を助けるために生検図譜を大幅に入れ替えたことである。28枚の新しい症例を加えることにより，組織診断の意見の違いが少なくなるように配慮した。

　元来，この規約は肛門管を含む大腸癌の診断・治療の評価を共通の基準で行うためのガイドラインである。一般にガイドラインは臨床家が簡単に使用できるように簡潔で理解しやすいことが望まれる。しかし，大腸が部位により異なった特性をもつこと，将来の研究の発展のためにはより詳細で正確な規約が必要である，などの理由から本規約は詳細で正確に作られた反面，却って複雑であるという批判はあった。大腸癌研究の進歩に大いに貢献してきたという実績はあるが，国際的に広く用いられているUICCのTNM病期分類と取扱い規約の間には幾つかの相違点があり，これが日本の大腸癌研究の国際性を妨げていることも否めない。とくに，昨年にTNM分類の改訂が行われ，分類の簡素化が進められた結果，わが国のリンパ節分類と新TNM分類の差はさらに大きくなり，国際性の点で問題がおこってきた。新TNM分類を第6版に掲載し参考に供した。将来は本規約もTNM分類との互換性をはかり，国際評価に参加できるようにしなければならない。

　　　平成10年11月

　　　　　　　　　　　　　　　　　　　　　　　　　　　会　長　安　富　正　幸

規　約　委　員　会（平成10年）

外科系委員

委員長　安　富　正　幸

荒　川　健二郎	磯　本　浩　晴	岩　間　毅　夫	宇都宮　譲　二
大　木　繁　男	太　田　博　俊	加　藤　知　行	工　藤　進　英
小　平　　　進	小　西　文　雄	小　山　靖　夫	今　　　　　充
進　藤　勝　久	高　橋　　　孝	馬　場　正　三	北　條　慶　一
武　藤　徹一郎	森　谷　宜　皓	吉　雄　敏　文	

病理系委員

委員長　中　村　恭　一

岩　下　明　徳	遠城寺　宗　知	加　藤　　　洋	佐　藤　栄　一
廣　田　映　五	渡　辺　英　伸		

内科・放射線科系委員

委員長　西　沢　　　護

牛　尾　恭　輔	勝　又　伴　榮	小　林　世　美	酒　井　義　浩
佐　竹　儀　治	田　島　　　強	長　廻　　　紘	樋　渡　信　夫
丸　山　雅　一	棟　方　昭　博	吉　田　　　豊	渡　辺　　　晃

規約改訂委員

委員長　安　富　正　幸

大　川　智　彦	加　藤　　　洋	小　平　　　進	小　山　靖　夫
進　藤　勝　久	隅　越　幸　男	高　橋　　　孝	中　村　恭　一
馬　場　正　三	北　條　慶　一	武　藤　徹一郎	渡　辺　　　晃

（アイウエオ順）

第5版 序文

　この大腸癌取扱い規約の作成に取りかかったのが1974年であるから丁度20年が経過したことになる。この間，この規約にしたがって大腸癌が記載され，診断・治療が討論された結果，多くの新しい知見がえられた。20年前には欧米先進国より30年も遅れていると言われたわが国の大腸癌の診断と治療は世界で最も進んだ国になることができた。しかし，その半面幾つかの問題点も提起された。すなわち，リンパ節分類，治癒度の判定，病期分類，早期癌の考え方における国際分類との差などである。

　以前の規約では，手術の治癒度は絶対治癒，相対治癒などと分けられていたが新規約では手術の範囲ばかりではなく癌の進行度や予後を考慮して根治度Ａ，Ｂ，Ｃの3段階となっている。また，リンパ節の郭清程度も中枢方向，腸管軸方向を別々に判定する事になった。病期分類は他臓器癌と同様に4段階に分けられることになり，stage 3とstage 4を一緒にしてstage 3aと3bとした。また，粘膜内癌はstage 0としてstage 1とは別に扱うことになった。これは粘膜内癌の組織診断上の意見が統一されていないこと，国際的に広く用いられているTNM分類との整合性などから，stage 0としてstage 1とは別に扱い，粘膜内癌の研究が一層進むことを期待したものである。しかし，粘膜内癌が粘膜下層癌とともに表在癌（早期癌）であることに違いはない。

　最近の進歩の著しいものの中に内視鏡治療がある。新しく「内視鏡治療例の取扱い」の章を独立させて記載が正確になされる様に配慮した。また，薬物療法や放射線治療が広く行われるようになり，これらの治療効果の判定基準を作ることも緊急の課題であった。この判定基準は胃癌，膀胱癌など種々の臓器の判定基準を参考にするとともに日本癌治療学会の基準にしたがって作成した。

　リンパ節郭清の程度を表す記号としてはＲが用いられていたがＤを使用することにした。これはUICCによるTNM分類ではＲがresidual tumorを示す記号で誤解を招きやすいからである。

　肝転移や肺転移に対する診断・治療の進歩も著しく，病巣のより正確な記載が望まれる。前者には広く用いられているCouinaudの肝区域を採用した。切離端における癌浸潤の有無は，従来のごとく10mmの余裕をみることはやめ，単に断端に癌浸潤を認めるか否かだけの表現にした。

　臨床の部の最後にTNM分類とDukes分類を附記した。これは規約の国際性に配慮したものである。また，リンパ節分類や病理組織はカラー印刷により理解し易いように配慮した。このリンパ節分類および図譜の作成に際しては佐藤達夫，佐藤健次両氏のご協力をいただいた。

　今回の規約の改訂は今までにない大改訂であるが，他臓器の癌とくに消化管癌の取扱い規約との間に離齬がないように配慮したことも付け加えておく。

平成6年4月

会長　安富正幸

第 4 版　序

　改訂第 4 版における改訂の主なものは，まず肝転移に関する記載である。近年大腸癌の肝転移に対する治療が積極的に行われ，比較的良好な成績が報告されている。治療法や予後がより正確に表現できるよう肝癌取扱い規約を参考にして転移巣の数と部位の記載法を訂正した。

　次に癌の脈管侵襲について検索手段の記載が必要であることが指摘され，〔注〕として加えられた。また胃癌・膵癌との境界部リンパ節である上腸間膜根リンパ節（214）と中結腸動脈根リンパ節（223）の考え方は胃癌および膵癌研究会との合同委員会での討議の結果を受けて共通の考え方を〔注〕として加えた。

　このほか，病理組織学的分類の中のリンパ系腫瘍の分類が日本リンパ腫研究グループの分類に従って，①非 Hodgkin リンパ腫，② Hodgkin 病，および ③ その他，と訂正された。

　　昭和 61 年 3 月

会　長　神　前　五　郎

第 3 版　序

　第 2 版以来 3 年を経過し，この間に幾つかの問題点が提起され，規約委員会で討議されてきた。私は取扱い規約の改訂は実用上の問題点がなければ可能な限り小範囲に止め，かつできるだけ簡単であることが必要だと考えている。

　今回の改訂の主な点は
(1)　肉眼的分類における 0 型表在型が早期癌を指すこと，また早期癌は胃癌と同様に壁深達度が M，SM（あるいは M′，SM′）の癌であることを規定した。
(2)　肉眼的分類，腫瘍の壁深達度および病理組織の項に肛門管癌に関する規定を加えた。
(3)　病期分類は試案の形で提示されていたが十分な評価がえられたので既存のものを正式の病期分類とした。

などである。懸案のリンパ節分類，脈管侵襲および病理組織についてはなお規約委員会で検討中である。

　　昭和 58 年 2 月

会　長　陣　内　傳之助

第 2 版　序

　大腸癌取扱い規約が出版されてから 2 年余りを経過し，わが国における大腸癌はこの取扱い規約に従って記載されるようになった。しかし，第 1 版の序文にも記載されているごとく大腸は広汎に及ぶ臓器であるばかりでなく，脈管支配，周囲臓器なども複雑であるので規約の作成時にも種々の問題点があった。今回は大腸癌研究会と同規約委員会の席上で指摘されたこれらの問題のうち委員会で合意された点について改訂が行われた。

　本版における改訂の主な点は各種のポリープ摘除術症例の取扱い方を統一したことと生存率の算出方法を明確にしたことである。このほか個々の項目についても若干の訂正や追加が加えられた。リンパ節分類，stage 分類の問題について今後とも検討を続ける予定である。

　今回の改訂は大腸癌研究会に所属する大腸癌取扱い規約委員会が担当した。

　　昭和 55 年 3 月

会　長　陣　内　傳之助

初版　序

　　ようやく大腸癌取扱い規約をお手許にお届けできることになった。すでに胃癌，乳癌，食道疾患については取扱い規約がつくられ，これを共通の基準として診断，治療，遠隔成績などが検討され，著しい進歩をとげてきた。しかるに大腸癌については，その発生頻度は年々増加しつつあるにもかかわらず，まだ取扱い規約がなく，早くから規約の作成が要望されていたのである。

　　このような情勢に答えて，昭和48年6月，外科と病理の方々を中心に規約委員会が設けられ，外科系と病理系に分かれて，外科系の委員長を不肖陣内が，病理系の委員長を太田邦夫所長が担当して発足することになった。

　　規約委員会の構成に関しては，胃癌研究会の会員のなかでかつて胃癌取扱い規約の作成に力を注いだ人達を中心として，とくに熱心な比較的お若い方々にお集まりいただき，一方，肛門部附近の癌については，貴重な経験をもっておられる大腸肛門病学会会員のなかから参加していただいた。また病理側の規約と臨床側のそれとの間に食い違いがあってはいけないので，外科の人で病理に明るい人達に連絡委員になっていただいて，両系間の橋渡しをしていただいた。その後，昭和50年7月からは内科，放射線科の方々にも規約委員会に参加していただくことになり，以来規約委員会の開催回数は，小委員会を含めて数十回に及び，毎回白熱した討議が繰り返されて今日に至った。

　　本規約の作成にあたり，基本方針としてまずもって十分注意を払ったことは，大腸および大腸癌の特異性を十分尊重，考慮するとともに，同じ消化器癌である胃癌や食道癌の規約との間にあまり大きな違いがないようにすることであった。

　　本規約の特長とするところは，臨床病理学的事項（B）の章において，術前所見（Ⅰ）と手術所見および切除標本所見（Ⅱ）とを分けて記載したことである。術前所見とは手術前にえられる理学的所見，放射線所見，内視鏡所見などであって，それには手術中および切除標本についての記載と同じ記号を用い，これにダッシュ（'）をつけて術前所見であることを示すことにした。術前所見を明確に記載し，これと術中，術後の所見とを比較することにより，診断技術の向上をはかろうというのである。

　　最も苦労したことは，リンパ節の分類である。大腸は胃にくらべると非常に長く，腹腔内全体にわたって存在するばかりでなく，腹膜を欠く骨盤腔内にも及んでおり，リンパ節のグループ分けについても上腸間膜動脈，下腸間膜動脈の支配域のみならず，内腸骨動脈さらに外腸骨動脈領域であるそけいリンパ節までも含まれ，かつ所属血管の走行異常も多いので，これらを簡単なグループに分類することはかなり困難であった。しかしながら，できるだけ実用的であることを目標において努力した結果，かなりきれいにまとまった分類をつくることができたと思っている。

　　切除標本の扱い方（B，Ⅲ）の項には病理側から外科側に対して示された一定の基準が記されており，大腸癌症例の統計的処理（C）の章には大腸癌症例の治療成績に関する統計的処理の仕方について項目別に記載されている。その最後に癌の進行程度（stage）による分類を試案として

掲げたが，これは胃癌とくらべて従来の症例に対する記載の不備と症例数の不足から，まだ決定的な分類を決めるのに十分な資料が得られていないので，併わせて国際的に広く用いられているDukes分類，Astler-Coller分類を併記することにし，とりあえずこれらの分類とも矛盾なく対比照合しうるようにした。

　一方，病理組織学的分類（D）の章（この分類は「癌の臨床」第22巻（1）：55～80，1976．篠原出版に掲載されている）においては，以前胃癌研究会で胃癌組織分類を行ったときの経験から，大腸癌のみならずそれと鑑別を必要とする腫瘍様病変および良性腫瘍，非上皮悪性腫瘍なども，分類の基準を明らかにしておくことが，将来の研究に便するところが多いことに気づいたので，これを含めて記載することにし，一応の定義と特長をあげて検討の参考とした。

　すべてこの種の規約の作成は現時点に即してなされるもので，いったん決定してもその後における学問の発展，手術の進歩に伴って補遺改正されてゆくべきもので，今後も規約委員会は引き続き存続して改訂の任に当ることにしている。

　まだ不備な点も多々あることと思うが，このあたりで一応まとめて上梓に踏み切った次第である。本規約が今後の大腸癌の臨床ならびに研究に益するところがあれば，望外の喜びである。

　　昭和52年9月20日

　　　　　　　　　　　　　　　　　　　　　　　　　　　　大腸癌研究会
　　　　　　　　　　　　　　　　　　　　　　　　　　　　　会　長　陣内傳之助

（病理側）		（外科側）			
荒川健二郎	（荒川外科医院）	阿部令彦	（慶応大学）	小平　正	（栃木県立がんセンター）
遠城寺宗知	（九州大学）	馬場正三	（浜松医科大学）	吉雄敏文	（東邦大学）
○太田邦夫	（都立老人総合研究所）	石川浩一	（関東労災病院）	○陣内傳之助	（近畿大学）
喜納　勇	（浜松医科大学）	武藤徹一郎	（東京大学）	安富正幸	（近畿大学）
笹野伸昭	（東北大学）	伊藤一二	（都立駒込病院）	隅越幸男	（社会保険中央総合病院）
菅野晴夫	（癌研究所）	小山靖夫	（国立がんセンター）	矢沢知海	（都立荏原病院）
谷口春生	（大阪府立成人病センター）	卜部美代志		村上忠重	（東京医科歯科大学）
中村恭一	（筑波大学）	後藤明彦	（岐阜大学）	樫村　明	（東京医科歯科大学）
武藤徹一郎	（東京大学）	鬼束惇哉			
望月孝規	（都立駒込病院）	梶谷　鐶	（癌研究所）	（内科・放射線科側）	
安富正幸	（近畿大学）	高橋　孝	（癌研究所）	○白壁彦夫	（順天堂大学）
		加藤王千	（愛知県立がんセンター）	吉田　豊	（弘前大学）
		北條慶一	（国立がんセンター）	渡辺　晃	（東北大学）
				竹本忠良	（山口大学）

目　次

改訂の基本理念と主な改訂点 …………………………………………………………………… *1*

Ⅰ．規約 ……………………………………………………………………………………… *5*

1 目的と対象 …………………………………………………………………………………… *6*
1.1 目的 ……………………………………………………………………………………… *6*
1.2 対象 ……………………………………………………………………………………… *6*

2 記載法の原則 ………………………………………………………………………………… *6*
2.1 臨床所見，術中所見，病理所見 ……………………………………………………… *6*
2.2 術前治療後の所見 ……………………………………………………………………… *6*
2.3 再発癌の所見 …………………………………………………………………………… *6*

3 所見の記載法 ………………………………………………………………………………… *7*
3.1 原発巣 …………………………………………………………………………………… *7*
3.1.1 癌の占居部位 ………………………………………………………………………… *7*
3.1.2 大腸，虫垂，肛門管の区分 ………………………………………………………… *7*
3.1.3 腸壁の区分 …………………………………………………………………………… *8*
3.1.4 病巣の数，大きさ，環周率 ………………………………………………………… *8*
3.1.5 肉眼型分類 …………………………………………………………………………… *9*
3.1.5.1 基本分類 ………………………………………………………………………… *9*
3.1.5.2 0型（表在型）の亜分類 ……………………………………………………… *10*
3.1.6 壁深達度〔T〕 ……………………………………………………………………… *10*
3.2 転移 ……………………………………………………………………………………… *12*
3.2.1 リンパ節転移 ………………………………………………………………………… *12*
3.2.1.1 リンパ節の群分類と名称 …………………………………………………… *12*
3.2.1.2 リンパ節番号 ………………………………………………………………… *12*
3.2.1.3 領域リンパ節 ………………………………………………………………… *12*
3.2.1.4 リンパ節転移〔N〕 ………………………………………………………… *15*
3.2.2 遠隔転移〔M〕 ……………………………………………………………………… *15*
3.2.2.1 肝転移〔H〕 ………………………………………………………………… *16*
3.2.2.2 腹膜転移〔P〕 ……………………………………………………………… *17*
3.2.2.3 肺転移〔PUL〕 ……………………………………………………………… *17*
3.3 進行度分類（Stage） …………………………………………………………………… *18*
3.3.1 進行度の臨床分類と病理分類 ……………………………………………………… *18*
3.3.2 術前治療後の進行度分類 …………………………………………………………… *20*
3.4 多発癌，重複がん，多重がん ………………………………………………………… *20*
3.5 家族歴および遺伝性疾患 ……………………………………………………………… *20*

4 内視鏡治療，手術治療 ... 21

4.1 内視鏡治療 ... 21
4.1.1 内視鏡治療の方法 ... 21

4.2 手術治療 ... 21
4.2.1 到達法 ... 21
4.2.2 手術の種類 ... 21
4.2.3 リンパ節の郭清 ... 22
4.2.3.1 リンパ節郭清度〔D〕... 22
4.2.3.2 側方リンパ節の郭清度〔LD〕... 22
4.2.4 吻合法 ... 23
4.2.4.1 吻合形態 ... 23
4.2.4.2 吻合手段 ... 23
4.2.5 合併切除臓器 ... 23
4.2.6 自律神経系の温存〔AN〕... 23

5 切除断端における癌浸潤，癌遺残，根治度の判定 ... 25

5.1 切除断端における癌浸潤 ... 25
5.1.1 内視鏡摘除標本 ... 25
5.1.1.1 水平断端（粘膜断端）〔HM〕... 25
5.1.1.2 垂直断端（粘膜下層断端）〔VM〕... 25
5.1.2 手術切除標本 ... 25
5.1.2.1 近位（口側）切離端〔PM〕... 25
5.1.2.2 遠位（肛門側）切離端〔DM〕... 25
5.1.2.3 外科剝離面〔RM〕... 25

5.2 癌遺残 ... 26
5.2.1 内視鏡治療後の癌遺残〔ER〕... 26
5.2.2 手術治療後の癌遺残〔R〕... 26

5.3 手術治療の根治度〔Cur〕... 27

6 薬物治療，放射線治療 ... 27

6.1 薬物治療の記載事項 ... 27
6.2 放射線治療の記載事項 ... 27
6.2.1 治療目的 ... 27
6.2.2 照射条件 ... 27
6.2.3 照射部位 ... 27

7 切除標本の取扱い ... 28

7.1 肉眼的所見 ... 28
7.1.1 占居部位 ... 28
7.1.2 肉眼型分類 ... 28
7.1.3 大きさ ... 28
7.1.3.1 腫瘍の大きさ ... 28

   7.1.3.2 粘膜内腫瘍部分の大きさ ………………………… 28
   7.1.3.3 潰瘍の大きさ ……………………………………… 28
  7.1.4 腸管環周率 ……………………………………………………… 28
  7.1.5 病巣から切除断端までの距離 ………………………………… 28
  7.1.6 浸潤・転移の広がりの性状・距離 …………………………… 28
  7.1.7 壁深達度 ………………………………………………………… 28
  7.1.8 リンパ節転移とその部位 ……………………………………… 28
 7.2 組織学的所見 ………………………………………………………… 28
  7.2.1 組織型 …………………………………………………………… 28
   A 大腸 ……………………………………………………… 28
   B 虫垂 ……………………………………………………… 30
   C 肛門管（肛門周囲皮膚を含む）………………………… 30
  7.2.2 浸潤増殖様式〔INF〕 ………………………………………… 31
  7.2.3 脈管侵襲 ………………………………………………………… 31
   7.2.3.1 リンパ管侵襲〔Ly〕 ………………………………… 31
   7.2.3.2 静脈侵襲〔V〕 ……………………………………… 31
  7.2.4 簇出〔BD〕 …………………………………………………… 32
  7.2.5 リンパ節構造のない壁外非連続性癌進展病巣〔EX〕 ……… 32
  7.2.6 神経侵襲〔Pn〕 ………………………………………………… 33
 7.3 薬物治療，放射線治療の組織学的効果判定基準 ………………… 34
 7.4 大腸生検組織診断分類（Group 分類）…………………………… 34
 7.5 浸潤距離の測定法 …………………………………………………… 34
  7.5.1 T1 癌 …………………………………………………………… 34
  7.5.2 漿膜を有しない部位で固有筋層を越えて浸潤する癌 ……… 35

8 治療成績の記載事項 ……………………………………………………… 35
 8.1 患者数 ………………………………………………………………… 35
 8.2 多発癌，重複がん，多重がん ……………………………………… 35
 8.3 主たる治療法および補助療法 ……………………………………… 35
 8.4 大腸癌治療総数および治療の種類別の例数および率 …………… 36
  8.4.1 切除率 …………………………………………………………… 36
  8.4.2 内視鏡治療 ……………………………………………………… 36
  8.4.3 薬物治療，放射線治療 ………………………………………… 36
 8.5 手術直接死亡数および率 …………………………………………… 36
 8.6 在院死亡数および率 ………………………………………………… 36
 8.7 生存解析 ……………………………………………………………… 36
  8.7.1 生死 ……………………………………………………………… 36
  8.7.2 再発の有無，再発部位および形式 …………………………… 37
  8.7.3 生存解析の方法 ………………………………………………… 37

附-リンパ節の分類と名称 …………………………………………………… 38
附-肉眼型図譜 ………………………………………………………………… 40
附-SM 浸潤距離の実測法 …………………………………………………… 49

Ⅱ．薬物治療・放射線治療の効果判定 ……………………………………… 51

1 効果判定 …………………………………………………………………………… 52

2 有効性のエンドポイントの定義 ………………………………………………… 52
2.1 奏効割合（Response rate）…………………………………………………… 52
2.2 全生存期間，無増悪生存期間，無再発生存期間，無病生存期間，治療成功期間‥ 52

3 有害事象の記載法 ………………………………………………………………… 53

Ⅲ．病理学的事項の説明［附-組織図譜］ …………………………………… 55

1 組織型 ……………………………………………………………………………… 56
A. 大腸 …………………………………………………………………………… 56
B. 虫垂 …………………………………………………………………………… 63
C. 肛門管（肛門周囲皮膚を含む）……………………………………………… 64

2 大腸生検組織診断分類（Group 分類）………………………………………… 66

3 検体の取扱い ……………………………………………………………………… 67
3.1 生検材料の取扱い …………………………………………………………… 67
3.2 外科切除標本の肉眼観察と処理方法 ……………………………………… 67
3.3 内視鏡切除検体の取扱い …………………………………………………… 70

附-組織図譜 ……………………………………………………………………………… 72

附-TNM 分類・所見の要約・切除標本の病理学的記載事項（チェックリスト）・略語表 ……………………………………………… 93

附-1 TNM 分類（UICC 8th edition）………………………………………… 94
附-1-1 大腸の TNM 分類 ………………………………………………… 94
附-1-2 虫垂の TNM 分類 ………………………………………………… 98
附-1-3 肛門管の TNM 分類 ……………………………………………… 100
附-1-4 大腸と虫垂のカルチノイド（高分化型神経内分泌腫瘍（G1 および G2））……… 102

附-2 所見の要約 …………………………………………………………………… 104

附-3 切除標本の病理学的記載事項（チェックリスト）………………………… 105

附-4 略語表 ………………………………………………………………………… 107

改訂の基本理念と主な改訂点

　本規約は，大腸癌の臨床的および病理学的所見の判定と記録のためのルールや標本の取扱い方法の仔細を規定することで，わが国の大腸癌診療の標準化ひいては大腸癌治療成績の向上に寄与してきた。さらに 2005 年の初版刊行から版を重ねている大腸癌治療ガイドラインには規約に則した治療アルゴリズムが示されており，ガイドラインと表裏一体をなす規約の重要性は以前にも増して高まりつつある。こうしたなかで，今回の改訂は，TNM 分類第 8 版（2017 年刊行）および他臓器の癌取扱い規約との整合性を重視しつつも，世界に冠たるわが国の大腸癌治療成績のさらなる向上に資する独自のルールとしての規約の役割を堅持することを基本理念とした。

　大腸癌の進行度分類（Stage）は TNM 分類第 8 版に歩み寄る改訂となったが，領域リンパ節および「リンパ節構造のない壁外非連続性癌進展病巣（EX）」の定義と取扱いが TNM 分類とは相違すること，主リンパ節と側方リンパ節（N3）に重きを置く独自のリンパ節転移分類を用いていることに起因する違いがある。一方，わが国においては罹患率が低く，全国大腸癌登録においても集積データが乏しい虫垂癌および肛門管の扁平上皮や肛門腺ないしその導管から発生する肛門管癌の進行度分類には TNM 分類第 8 版を用いることとした。

　以下に本改訂版の主な改訂点を列記する。

Ⅰ．規約
2　記載法の原則
　進行度分類（Stage）の表記法について，TNM 分類の進行度分類を使用する虫垂癌と肛門管癌はローマ数字と大文字のアルファベットを用いる（例：Stage ⅢA）。一方，大腸癌は従来通りローマ数字と小文字のアルファベットを用いる（例：Stage Ⅲa）（6 頁）。

3　所見の記載法
3.1.6　壁深達度〔T〕
　肛門管の癌腫のうち直腸型腺癌の壁深達度を新たに定義した（11 頁）。
　pT4a の定義を変更した（11 頁）。

3.2.1.4　リンパ節転移〔N〕
　N1 を N1a，N1b に，N2 を N2a，N2b に分類した（15 頁）。

3.2.2　遠隔転移〔M〕
　TNM 分類第 8 版に準じて遠隔転移（M1）を M1a〜M1c に分類した。独自に M1c を M1c1（腹膜転移のみ），M1c2（腹膜転移を含む複数臓器転移）に分類した（15 頁）。

3.2.2.2　腹膜転移〔P〕
　卵巣転移は遠隔転移として取扱い，OVA の記号で記録することとした（例：卵巣転移単独の場合　M1a（OVA）（15，16，17 頁）。

3.3.1　進行度の臨床分類と病理分類
　大腸癌の進行度分類を改訂した。Stage Ⅱ を Stage Ⅱa〜Stage Ⅱc に，Stage Ⅲ を Stage Ⅲa〜Stage Ⅲc に，Stage Ⅳ を Stage Ⅳa〜Stage Ⅳc に分類した（18 頁）。

3.4 多発癌，重複がん，多重がん
同時性を「2カ月未満の期間に診断」，異時性を「2カ月以上の期間に診断」に変更した（20頁）。

4 内視鏡治療，手術治療
4.1.1 内視鏡治療の方法
注書きに，cold forceps polypectomy，cold snare polypectomy，precutting EMR，hybrid ESD を追加した（21頁）。

4.2.2 手術の種類
注書きに，超低位前方切除，括約筋間直腸切除術の定義と家族性大腸腺腫症に対する標準術式を追加した（22頁）。

4.2.3 リンパ節の郭清
下部直腸癌または癌浸潤が下部直腸に及ぶものでは，主幹動脈に沿うリンパ節および腸軸方向のリンパ節の郭清度〔D〕と，側方リンパ節の郭清度〔LD〕を分けて記載することとし，側方リンパ節の郭清度（LDX～LD3）を新たに定義した（22頁）。

5 切除断端における癌浸潤，癌遺残，根治度の判定
5.2.1 内視鏡治療後の癌遺残〔ER〕
ER1 を ER1a（HM1，VM0）と ER1b（HM0，VM1 または HM1，VM1）に分類した（26頁）。

7 切除標本の取扱い
7.2.1 組織型
カルチノイド腫瘍と内分泌細胞癌を内分泌腫瘍から独立させ，悪性上皮性腫瘍の中に個々に亜分類した（28頁）。

7.2.2 浸潤増殖様式〔INF〕
判定方法を「肉眼的」から「ルーペ像あるいは弱拡大」に変更した（31頁）。

7.2.3 脈管侵襲
リンパ管侵襲のly の略号を Ly，静脈侵襲のv の略号を V に変更し，侵襲程度を Ly1a～Ly1c，V1a～V1c で表記することとした。また，V2 を肉眼的な静脈侵襲と定義した（31，32頁）。

7.2.4 簇出〔BD〕
簇出（budding）を BD の略号で表記することとした（32頁）。

7.2.6 神経侵襲〔Pn〕
神経侵襲の略号 PN を Pn に変更した（33頁）。

7.5 浸潤距離の測定法
7.5.1 T1 癌
「附-SM 浸潤距離の実測法（49頁）」を新たに収載した。

附-リンパ節の分類と名称
表4 リンパ節の分類とリンパ節の名称
外側仙骨リンパ節（260），正中仙骨リンパ節（270），大動脈分岐部リンパ節（280）をその他のリンパ節から側方リンパ節に変更した。

鼡径リンパ節（292）をその他のリンパ節から下方リンパ節に変更した（38頁）。

Ⅱ．薬物治療・放射線治療の効果判定
RECIST に関する記載を大幅に削減した（52頁）。

Ⅲ．病理学的事項の説明　[附-組織図譜]
3 検体の取扱いの項を改稿した（67～71頁）。
組織図譜を刷新した（72～92頁）。

附-1．TNM 分類
大腸癌の TNM 分類と本規約との対照表を更新した（96頁）。
虫垂癌，肛門管癌の TNM 分類を収載した（98，100頁）。
大腸カルチノイド，虫垂カルチノイドの TNM 分類を更新した（102，103頁）。

附-2．所見の要約
所見の要約を更新した（104頁）。

附-3．切除標本の病理学的記載事項（チェックリスト）
切除標本の病理学的記載事項（チェックリスト）を新たに収載した（105頁）。

附-4．略語表
略語表を更新した（107頁）。

[記載を廃止した事項]
1. 根治度：内視鏡治療の根治度（Cur E）。
2. 組織学的所見：間質量（髄様型，中間型，硬性型）。内分泌細胞腫瘍。
3. 組織図譜：生検組織診断分類（Group 分類）。

・本改訂版は大腸癌研究会の規約改訂委員会が起草し，規約委員会の合意形成のもとに決定されたものである。
・本改訂版は大腸癌研究会の全国大腸癌登録では 2019 年治療例から適応される。

上記項目に該当する改訂部分には，左側に縦線（｜）を引いてある。

I. 規　約

1 目的と対象

1.1 目的

本規約は，わが国の大腸癌治療成績の向上を図るための基盤となる大腸癌の臨床病理学的情報を広く共有するための手段としての大腸癌の取扱い方法を示すことを目的とする。

1.2 対象

本規約で取扱う大腸癌とは，原発性に大腸に発生した癌腫をいい，続発性に発生した癌腫は除外する。ただし，大腸に原発した癌腫以外の腫瘍に関しても，本規約に準拠して記載することが望ましい。

大腸は結腸と直腸からなり，前者は盲腸，上行結腸，横行結腸，下行結腸，S状結腸，後者は直腸S状部，上部直腸，下部直腸に区分される。本規約では虫垂と肛門管についても記載しており，これらに発生した癌腫は大腸とは別に取扱う。

2 記載法の原則

壁深達度（T），リンパ節転移（N），遠隔転移（M）などの所見は，大文字のアルファベットを用いた記号で表記し，所見の程度は記号の後にアラビア数字で示す。所見の程度の細区分が必要な場合はアラビア数字の後ろにアルファベットを用いて表記し（例：T4a），評価不能または不明の場合はXを用いる（例：NX）。大腸癌の進行度分類（Stage）はローマ数字による分類と小文字のアルファベットを用いた亜分類（例：Stage Ⅲa），虫垂癌と肛門管の扁平上皮や肛門腺ないしその導管から発生する肛門管癌の進行度分類はローマ数字と大文字のアルファベットを用いた亜分類で表記する（例：Stage ⅢA）。

2.1 臨床所見，術中所見，病理所見

所見は，臨床所見（clinical findings），術中所見（surgical findings），病理所見（pathological findings）を区分し，それぞれ小文字のc，s，pを所見記号の前に付して表す。

臨床所見　身体所見，画像診断所見，術前診断としての生検・細胞診。
術中所見　手術所見，術中画像診断所見。
病理所見　内視鏡治療および手術治療で得られた材料の病理所見。術中細胞診・術中迅速組織診を含む。

2.2 術前治療後の所見

術前治療後の所見であることを示す場合は接頭辞yを付して表す。術前治療後の臨床所見はyc，術前治療後の病理所見はypと表す。

2.3 再発癌の所見

再発癌の所見であることを示す場合は接頭辞rを付して表す。

例）臨床所見 rT0N0M1a（H），病理所見 rT0N0pM1a（H）

3 所見の記載法

3.1 原発巣

3.1.1 癌の占居部位

癌の占居部位を以下の区分に従って記載する。直腸および肛門管に占居する癌では腸壁の区分も記載する。

3.1.2 大腸，虫垂，肛門管の区分 （8頁，図1）

結腸

  C（盲腸） ：回盲弁の上唇より尾側の囊状部。上行結腸との境界は回盲弁の上唇の高さ。

  A（上行結腸）：盲腸に続き，右結腸曲に至る部分。

  T（横行結腸）：右および左結腸曲に挟まれた部分。

  D（下行結腸）：左結腸曲からS状結腸起始部（ほぼ腸骨稜の高さ）に至る後腹膜に固定された部分。

  S（S状結腸）：下行結腸に続く部分で，腸骨稜に対応する部位より岬角の高さまで。

直腸

  RS（直腸S状部）：岬角の高さより第2仙椎下縁の高さまで。

  Ra（上部直腸） ：第2仙椎下縁の高さより腹膜反転部まで。

  Rb（下部直腸） ：腹膜反転部より恥骨直腸筋付着部上縁まで。

    注1：回盲弁に一致する管状部（回腸と盲腸の移行部）は盲腸に含める。

    注2：岬角の高さより第2仙椎下縁の高さまでの腸管を結腸と直腸のいずれに含めるかは国際的に不統一であるが，本規約ではRS（直腸S状部）の名称を付して直腸として取扱う。

    注3：癌腫が隣接する領域にまたがっている場合は，主な領域を先に記載し，その次に従となる領域を記載する。例　RS-Ra

    注4：直腸癌では，肛門縁および歯状線から腫瘍下縁までの距離を記載する。肛門縁は，肛門管上皮と有毛皮膚の接合部である。

虫垂

  V

    注：虫垂に発生した癌腫には98頁に示すTNM分類を用いる。

肛門管

  P：肛門管には外科学的肛門管と解剖学的肛門管があり，前者は恥骨直腸筋付着部上縁より肛門縁までの管状部，後者は歯状線から肛門縁までの肛門上皮（anoderm）に覆われた管状部をいう。本規約の記載には外科学的肛門管を用いる（図2）。

注：肛門管の癌腫には肛門管直腸部の粘膜に発生した癌腫（直腸型腺癌）と，肛門管の扁平上皮や肛門腺ないしその導管から発生した癌腫（扁平上皮癌，肛門腺癌，痔瘻癌）がある。前者は大腸癌に準じて記載し，後者には100頁に示すTNM分類を用いる。

〔附〕

肛門周囲皮膚

　　E：肛門縁から5cmまでの範囲の有毛皮膚（外陰部を除く）。

3.1.3 腸壁の区分 （図3）

直腸および肛門管では全周を4等分し，前壁（Ant），後壁（Post），左壁（Lt），右壁（Rt）を区分する。全周の場合は「全周（Circ）」と表記する。

注：癌が二区分以上にまたがって存在する場合は主たる区分を先に記載する。例 Ant-Lt

3.1.4 病巣の数，大きさ，環周率

原発巣の最大径，それに直交する最大径，環周率（腸管環周に占める腫瘍最大横

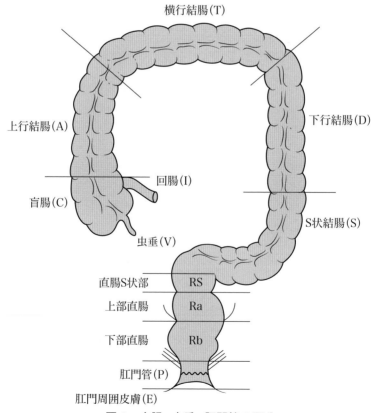

図1　大腸，虫垂，肛門管の区分

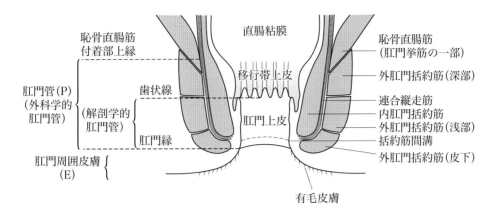

図2　肛門管

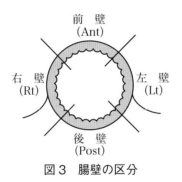

図3　腸壁の区分

径の割合）を記載する。それらの判定手段（注腸造影検査，大腸内視鏡検査，CT，MRI，超音波検査，触診，その他）を記載する。判定不能の場合は不明と記載する。

癌が多発している場合は，それぞれの病巣について，占居部位，大きさ，環周率，肉眼型および壁深達度を記載し，壁深達度が最も深い病変，壁深達度が同じ場合は最大径が最も大きい病変を主たる病巣と定義する。

3.1.5 肉眼型分類　（40〜45頁，図10〜15）

3.1.5.1 基本分類

0型：表在型
1型：腫瘤型
2型：潰瘍限局型
3型：潰瘍浸潤型
4型：びまん浸潤型
5型：分類不能

3.1.5.2 0型（表在型）の亜分類

0-Ⅰ：隆起型
  0-Ip ：有茎性
  0-Isp：亜有茎性
  0-Is ：無茎性
0-Ⅱ：表面型
  0-Ⅱa：表面隆起型
  0-Ⅱb：表面平坦型
  0-Ⅱc：表面陥凹型

注1：Tis，T1癌と推定される病変を表在型（0型）に分類する。
注2：表在型の肉眼型の判定は内視鏡所見を優先し，組織発生や腫瘍，非腫瘍の違いを考慮せずに，病変の形を全体像として捉える。
注3：腺腫と癌を肉眼所見から鑑別することが難しいことから，腺腫性病変の肉眼型分類にも表在型の亜分類を準用する。
注4：表在型の二つの要素を有する腫瘍では，面積が広い病変を先に記載し，「＋」でつなぐ。例　0-Ⅱc＋Ⅱa
注5：LST（laterally spreading tumor）は径10 mm以上の表層（側方）発育型腫瘍を表す用語であり，肉眼型分類には含めない。LSTの形態からGranular（G）type（顆粒均一型 homogenous typeまたは結節混在型 nodular mixed type）とNon-granular（NG）type（扁平隆起型 flat elevated typeまたは偽陥凹型 pseudodepressed type）に区分される（46〜48頁，図16, 17）。
注6：肉眼型分類は病理組織学的検索の結果によって変更しない。例えば，表在型病変は組織学的に進行癌であっても0型のままとする。
注7：肛門管癌のうち，肛門管壁の肛門腺ないしその導管から発生し，病巣主座が筋層およびその外側にある肛門管癌は管外型，0〜5型に分類されるものは管内型と表現する。
注8：薬物療法や放射線照射を行う場合は治療前後の肉眼型分類を記載する。

3.1.6 壁深達度〔T〕

TX ：壁深達度の評価ができない。
T0 ：癌を認めない。
Tis ：癌が粘膜内（M）にとどまり，粘膜下層（SM）に及んでいない。
T1 ：癌が粘膜下層（SM）までにとどまり，固有筋層（MP）に及んでいない。
  T1a：癌が粘膜下層（SM）までにとどまり，浸潤距離が1000 μm未満である。
  T1b：癌が粘膜下層（SM）までにとどまり，浸潤距離が1000 μm以上であるが固有筋層（MP）に及んでいない。
    （34頁，浸潤距離の測定法7.5.1を参照）
T2 ：癌が固有筋層（MP）まで浸潤し，これを越えていない。

T3 ：癌が固有筋層を越えて浸潤している。
　　　　漿膜を有する部位では，癌が漿膜下層（SS）までにとどまる。
　　　　漿膜を有しない部位では，癌が外膜（A）までにとどまる。（35頁，浸潤距離の測定法7.5.2を参照）
T4 ：癌が漿膜表面に接しているかまたは露出（SE），あるいは直接他臓器に浸潤している（SI/AI）。
T4a：癌が漿膜表面に接しているか，またはこれを破って腹腔に露出している（SE）。
T4b：癌が直接他臓器に浸潤している（SI/AI）。

注1：壁深達度はT分類で記載する。腸壁の各層や他臓器浸潤をM，SM，MP，SS，A，SI/AIの記号を用いて表す。なお，SIは漿膜を有する部位で漿膜を貫通しての他臓器浸潤，AIは漿膜を有しない部位での他臓器浸潤を意味する。
注2：漿膜を有しない部位で，漿膜を有する部位の漿膜下層に相当する傍腸管組織（pericolic/perirectal tissues）を外膜（A：adventitia）と称する。
注3：臨床所見と病理所見を表す接頭辞のc，pはT分類のみに付し，M〜SI/AIの記号には用いない（病理学的粘膜癌はpTisであり，pMとはしない）。
注4：Tis癌は，本来は粘膜固有層に浸潤していない上皮内癌（carcinoma in situ）を表すが，大腸癌においては例外的に癌が粘膜固有層までにとどまる癌（すなわち粘膜内癌）を意味し，浸潤の有無は問わない。
注5：転移の有無に関わらずTis，T1を早期癌，MP以深に浸潤する癌を進行癌とする。なお，海外で英語表記される"early (stage) colorectal cancer"および"advanced colorectal cancer"は，一般的に前者はStage I〜III大腸癌，後者は切除不能な大腸癌を意味し，早期癌，進行癌とは弁別すべき用語である。
注6：pT4bでは浸潤臓器名を併記する。　例　pT4b（前立腺）
注7：病理組織学的深達度は，癌浸潤の最深部で評価する。ただし，癌浸潤の最深部が脈管/神経侵襲である場合は，その旨を記載する。
　例1：癌浸潤が固有筋層であり，静脈侵襲が漿膜下組織に見られた場合はpT3(V)-MPとする（72頁，図22）。
　例2：癌浸潤が粘膜下層（例えば粘膜下浸潤距離1500μm）であり，リンパ管侵襲が漿膜下組織に認められた場合はpT3(Ly)-SM：1500μmとする。
注8：壁深達度判定は，他の消化管腫瘍との整合性を考慮して定義した。
注9：TNM分類においては脈管侵襲を壁深達度の判定に含めていない。よって，低頻度であるが，TNM分類と本規約の壁深達度は一致しない場合がある（96〜97頁，本規約とTNM分類の対照表を参照）。
注10：肛門管の直腸型腺癌の壁深達度を以下のように定義する。

　TX ：壁深達度の評価ができない。
　T0 ：癌を認めない。
　Tis ：癌が粘膜内（M）にとどまり，粘膜下層（SM）に及んでいない。

T1：癌が粘膜下層（SM）までにとどまり，内括約筋に及んでいない。
　T1a：癌が粘膜下層（SM）までにとどまり，浸潤距離が1000 μm 未満である。
　T1b：癌が粘膜下層（SM）までにとどまり，浸潤距離が1000 μm 以上である。
T2：癌が内肛門括約筋に及ぶが，連合縦走筋までにとどまる。
T3：癌が連合縦走筋を越えて浸潤する。
T4：癌が肛門挙筋または隣接臓器に浸潤している。

3.2 転移

3.2.1 リンパ節転移

3.2.1.1 リンパ節の群分類と名称

上腸間膜動脈系，下腸間膜動脈系および腸骨動脈系のリンパ節の群分類とリンパ節の名称を38，39頁，表4，図9のように定義する。

3.2.1.2 リンパ節番号

大腸のリンパ節番号は200番台3桁の数字で表示する。

上・下腸間膜動脈系のリンパ節は，1桁目は群分類を表し，腸管傍リンパ節を1，中間リンパ節を2，主リンパ節を3とする。2桁目は主幹動脈を表し，回結腸動脈を0，右結腸動脈を1，中結腸動脈を2，左結腸動脈を3，S状結腸動脈を4，下腸間膜動脈と上直腸動脈を5とする。

内腸骨リンパ節では中枢はP，末梢はDの記号を付す。

腸骨動脈系のリンパ節は，群分類を表す1桁目は3とし，右側はrt，左側はltの記号を付す。例外的に仙骨前面に接するリンパ節は0，肛門管癌で中間リンパ節として取扱われる鼠径リンパ節は2とする。

上腸間膜動脈リンパ節，大動脈周囲リンパ節，幽門下リンパ節，胃大網リンパ節，脾門リンパ節は胃癌取扱い規約との整合性に配慮して，それぞれ214，216，206，204，210とする。

3.2.1.3 領域リンパ節

リンパ節を，領域リンパ節とその他に区分し，領域リンパ節への転移の有無と転移の程度をN0～N3に分類して記載する。

領域リンパ節は腸管傍リンパ節，中間リンパ節，主リンパ節の3群に分類され，下部直腸では側方リンパ節が加わる（図4）。

領域リンパ節の具体的な範囲は，腫瘍の局在と主幹動脈との解剖学的な位置関係により個々に規定される（図5）。

結腸の主幹動脈には，回結腸動脈，右結腸動脈，中結腸動脈（右枝・左枝），左結腸動脈，S状結腸動脈がある。結腸における腸管傍リンパ節の範囲は，腫瘍と支配動脈の位置関係から以下の4つに類型できる（図5）。

　　a　支配動脈が腫瘍直下にある場合は，腫瘍辺縁から口側，肛門側ともに10 cm

までの範囲。
b 支配動脈が腫瘍辺縁から10 cm以内に1本ある場合は，支配動脈側は動脈流入部を越えて5 cmまで，反対側は腫瘍辺縁から10 cmまでの範囲。
c 支配動脈が腫瘍辺縁から10 cm以内に2本ある場合は，口側，肛門側ともに支配動脈流入部を越えて5 cmまでの範囲。
d 支配動脈が腫瘍辺縁から10 cm以内にない場合は，腫瘍辺縁から最も近い動脈を越えて5 cmまで，反対側は腫瘍辺縁から10 cmまでの範囲。

直腸における主リンパ節は253，中間リンパ節は252である。腸管傍リンパ節は，口側は最下S状結腸動脈流入点，肛門側はRS，Raでは腫瘍辺縁から3 cm，Rbでは2 cmまでの範囲にあるリンパ節である。ただし，腫瘍辺縁から最下S状結腸動脈流入点までの距離が10 cm未満の場合は，10 cmまでの範囲にあるリンパ節である（図6）。

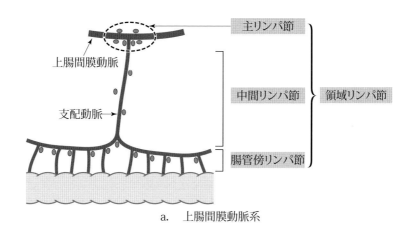

a. 上腸間膜動脈系

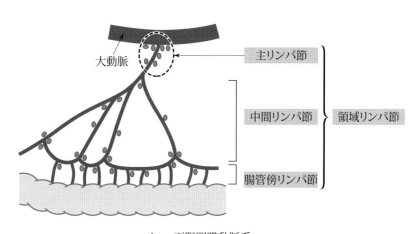

b. 下腸間膜動脈系

図4 リンパ節分類の基本型

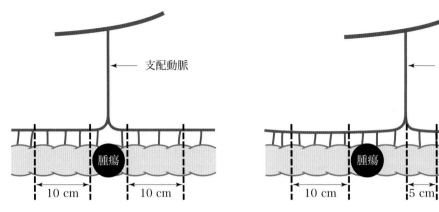

a. 支配動脈が1本で，腫瘍の直下に存在

b. 支配動脈が1本で腫瘍直下にはないが，腫瘍辺縁より10 cm以内に存在

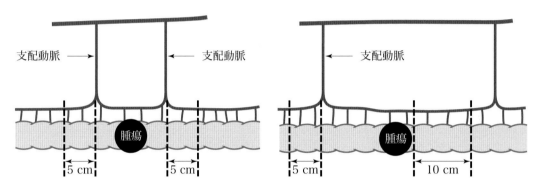

c. 支配動脈が腫瘍辺縁から10 cm以内に2本存在

d. 動脈が腫瘍辺縁から10 cm以上離れている場合はより近い動脈を支配動脈とする

図5　結腸の腸管傍リンパ節

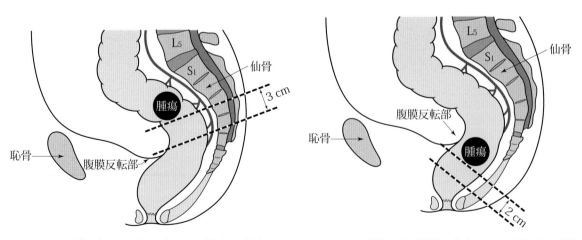

a. 腫瘍下縁が腹膜反転部より口側にある場合

b. 腫瘍下縁が腹膜反転部より肛門側にある場合

図6　直腸の腸管傍リンパ節

3.2.1.4 リンパ節転移〔N〕

NX：リンパ節転移の程度が不明である。
N0：リンパ節転移を認めない。
N1：腸管傍リンパ節と中間リンパ節の転移総数が3個以下。
　N1a：転移個数が1個。
　N1b：転移個数2～3個。
N2：腸管傍リンパ節と中間リンパ節の転移総数が4個以上。
　N2a：転移個数が4～6個。
　N2b：転移個数が7個以上。
N3：主リンパ節に転移を認める。下部直腸癌では主リンパ節および/または側方リンパ節に転移を認める。

注1：領域リンパ節以外のリンパ節への転移は遠隔転移（M1）である。
注2：リンパ節構造を伴わない壁外非連続性癌進展病巣（EX）のうち，脈管/神経侵襲病巣でない場合（tumor nodule：ND）は転移リンパ節として取扱う（32頁，7.2.5を参照）。
注3：郭清されたリンパ節個数と転移リンパ節個数をリンパ節転移度（転移リンパ節個数/郭清リンパ節個数）の形式でリンパ節領域ごとに記載する。なお，NDは郭清リンパ節個数に含めて計上し，NDの個数をリンパ節転移度に付記する。
　例：251領域に，転移陽性リンパ節3個，転移陰性リンパ節5個，ND 2個，ND(Pn＋) 1個を認めた場合（33頁，7.2.5の注3を参照）
　　　#251：6/11［ND 2，ND(Pn＋) 1］

3.2.2 遠隔転移〔M〕

M0：遠隔転移を認めない。
M1：遠隔転移を認める。
　M1a：1臓器に遠隔転移を認める（腹膜転移は除く）。
　M1b：2臓器以上に遠隔転移を認める（腹膜転移は除く）。
　M1c：腹膜転移を認める。
　　M1c1：腹膜転移のみを認める。
　　M1c2：腹膜転移およびその他の遠隔転移を認める。

注1：領域リンパ節転移（N）以外のリンパ行性転移，血行性転移，播種性転移はすべてM1である。
注2：卵巣転移は遠隔転移（M1）として取扱う。
注3：肝転移，肺転移，腹膜転移の場合は3.2.2.1～3.2.2.3に記した転移程度を付記する。
注4：遠隔転移がある場合（M1）は，転移部位を括弧書きで記載する。転移部位の記載には以下の略号を使用できる。

　　　肝：H　　　腹膜：P　　　肺：PUL　　　骨：OSS　　　脳：BRA
　　　骨髄：MAR　副腎：ADR　皮膚：SKI　　胸膜：PLE　　（次頁へつづく）

　　　　　　領域外リンパ節：LYM　　　卵巣：OVA　その他：OTH
　　　　　例　M1a（H1），M1a（ADR），M1b（PUL1，H3）
注5：遠隔転移の病理所見（pM）については，pM0は剖検で遠隔転移がないことを確認したこと，pM1は遠隔転移を組織学的に確認したことを表す。したがって，臨床所見および術中視触診，術中画像所見等のみで組織学的な確認のない遠隔転移の判定結果は「M0」または「M1」と記載する。遠隔転移の病理所見が不明であることを表す「pMX」は使用しない。

3.2.2.1 肝転移〔H〕

HX：肝転移の有無が不明。
H0：肝転移を認めない。
H1：肝転移巣4個以下かつ最大径が5 cm以下。
H2：H1，H3以外。
H3：肝転移巣5個以上かつ最大径が5 cmを超える。

肝転移症例の予後分類（Grade分類）を記載する（表1）。
Grade A　H1かつ原発巣のリンパ節がN0/N1
Grade B　H1かつ原発巣のリンパ節がN2，またはH2かつ原発巣のリンパ節がN0/N1
Grade C　上記以外

表1　肝転移症例のGrade分類

原発巣のNおよびM	H1	H2	H3
N0	A	B	C
N1	A	B	C
N2	B	C	C
N3	C	C	C
M1	C	C	C

注1：Nは原発巣のリンパ節転移の程度である。
注2：HとGradeを併記する。　例　H1（Grade A）
注3：原発巣のリンパ節転移の程度が不明の場合はGradeを決めない。
注4：肝門部のリンパ節転移はH-Nで表記し，転移がなければH-N0，転移があればH-N1と記載する。

3.2.2.2 腹膜転移〔P〕

PX：腹膜転移の有無が不明。
P0：腹膜転移を認めない。
P1：近接腹膜にのみ播種性転移を認める。
P2：遠隔腹膜に少数の播種性転移を認める。
P3：遠隔腹膜に多数の播種性転移を認める。

注1：腹水を認めた場合は腹水細胞診をするのが望ましい。
注2：腹水細胞診で癌細胞を認めない場合はCy0，癌細胞を認めた場合はCy1と記載する。なお，腹水細胞診は，Ⅰ陰性，Ⅲ疑陽性，Ⅴ陽性と診断し，陽性（Ⅴ）のみをCy1とする。
注3：Cy1の予後への影響は，現時点では不明であるため，Cy1はStageを規定する因子に加えない。
注4：洗浄細胞診で癌細胞を認めた場合の臨床的意義も現時点で不明であるので，その旨を記載するにとどめる。Cy1とはしない。

3.2.2.3 肺転移〔PUL〕

PULX：肺転移の有無が不明。
PUL0：肺転移を認めない。
PUL1：肺転移が2個以下，または片側に3個以上。
PUL2：肺転移が両側に3個以上，または癌性リンパ管炎，癌性胸膜炎，肺門部，縦隔リンパ節転移を認める。

肺転移症例の予後分類（Grade分類）を記載する（表2）。

Grade A　肺転移個数1個かつDFI 2年以上かつ原発巣のリンパ節がN0/N1，または肺転移個数が1個かつDFI 2年未満，または肺転移個数が2個または片側に3個以上かつ原発巣のリンパ節がN0

Grade B　肺転移個数1個かつDFI 2年以上かつ原発巣のリンパ節がN2/N3あるいはM1（H），または肺転移個数が1個かつDFI 2年未満，または肺転移個数が2個または片側に3個以上かつ原発巣のリンパ節がN1/N2

Grade C　上記以外

原発巣のリンパ節転移の程度と遠隔転移，PUL，無病期間（disease-free interval：DFI）で肺転移症例のGradeを決める。
DFIは原発巣手術日から肺転移確認日までの期間であり，同時性肺転移のDFIは0とする。

表2 肺転移症例のGrade分類

原発巣のNおよびM	PUL1 肺転移個数1個かつDFI 2年以上	PUL1 左記以外	PUL2
N0	A	A	C
N1	A	B	C
N2	B	B	C
N3, M1（H）	B	B	C
M1（H以外）	C	C	C

注1：Nは原発巣のリンパ節転移の程度である。
注2：PULとGradeを併記する。例　PUL1（Grade A）
注3：原発巣のリンパ節転移の程度が不明の場合はGradeを決めない。
注4：肺門，縦隔部のリンパ節転移はPUL-Nで表記し，転移がなければPUL-N0，転移があればPUL-N1と記載する。

3.3 進行度分類（Stage）（表3）

3.3.1 進行度の臨床分類と病理分類

進行度分類（Stage）は，臨床分類（clinical classification）と病理分類（pathological classification）を区分し，それぞれ小文字のc, pを進行度分類の前に付して表す（cStage, pStage）。

臨床分類（cStage）は治療前の臨床所見に基づく分類であり，術中所見は進行度分類の判定には使用しない。

病理分類（pStage）は病理所見に基づく分類である。ただし，遠隔転移（M）の判定には臨床所見および/または術中所見を用いてもよい（15頁参照）。

　例　遠隔転移のない結腸癌を切除：pT3pN1M0，pStage Ⅲb
　　　肺転移のある直腸癌の原発巣のみを切除：pT3pN2M1（PUL2），pStage Ⅳ

Stage 0	Tis	N0	M0
Stage Ⅰ	T1, T2	N0	M0
Stage Ⅱ	T3, T4	N0	M0
Stage Ⅱa	T3	N0	M0
Stage Ⅱb	T4a	N0	M0
Stage Ⅱc	T4b	N0	M0
Stage Ⅲ	Tに関係なく	N1, N2, N3	M0
Stage Ⅲa	T1, T2	N1	M0
	T1	N2a	M0

Stage Ⅲb	T1, T2	N2b, N3	M0	T3, T4a	N1	M0
	T2, T3	N2a	M0			
Stage Ⅲc	T3, T4a	N2b, N3	M0	T4b	N1, N2, N3	M0
	T4a	N2a	M0			
Stage Ⅳ	Tに関係なく	Nに関係なく	M1			
Stage Ⅳa	Tに関係なく	Nに関係なく	M1a			
Stage Ⅳb	Tに関係なく	Nに関係なく	M1b			
Stage Ⅳc	Tに関係なく	Nに関係なく	M1c			

TXおよび/またはNXであっても以下の場合は進行度分類が可能である。
　　　　TisNXM0　　Stage 0　　　　TXNXM1　　Stage Ⅳ

表3　大腸癌の進行度分類（Stage）

遠隔転移			M0				M1		
							M1a	M1b	M1c
リンパ節転移		N0	N1 (N1a/N1b)	N2a	N2b, N3		Nに関係なく		
壁深達度	Tis	0							
	T1a・T1b	I	Ⅲa				Ⅳa	Ⅳb	Ⅳc
	T2			Ⅲb					
	T3	Ⅱa							
	T4a	Ⅱb			Ⅲc				
	T4b	Ⅱc							

【参考】TNM分類の進行度分類（94頁を参照）

M-category			M0				M1		
							M1a	M1b	M1c
N-category		N0	N1 (N1a/N1b/N1c)	N2a	N2b		Nに関係なく		
T-category	Tis	0							
	T1	I	ⅢA				ⅣA	ⅣB	ⅣC
	T2			ⅢB					
	T3	ⅡA							
	T4a	ⅡB			ⅢC				
	T4b	ⅡC							

（TNM Classification of Malignant Tumours. Eighth Edition, Wiley-Blackwell, Chichester (UK), 2017より作成）

3.3.2 術前治療後の進行度分類

術前治療後の進行度分類であることを示す場合は進行度のローマ数字に接頭辞 y を付して表す。術前治療後の臨床分類は yc，術前治療後の病理分類は yp と表す。

　　例　ypT1N1M0　ypStage Ⅲa

3.4 多発癌，重複がん，多重がん*

多発癌は癌の個数を，重複がんはがんの臓器名を記載する。

注1：多発大腸癌で，Tis 癌の場合はそれを付記する。
注2：同時性か異時性かを記載する。

3.5 家族歴および遺伝性疾患

第1度近親者（親・子・同胞）に発生したすべてのがんについて，疾患名，続柄，性，診断時年齢を記載する。第1度近親者にがんを認めた場合は，その人の第1度近親者についても，疾患名，続柄，性，診断時年齢を記載する。

家族性大腸腺腫症，リンチ症候群（遺伝性非ポリポーシス大腸癌）の場合は，その旨を記載する。**

---

*多発大腸癌とは，大腸に原発性の癌が2個以上発生したものである。重複がんとは，他の臓器や器官に悪性腫瘍が発生したものである。大腸の多発癌と重複がんが共に発生した例は，多発・重複がんとする。多発癌と重複がんを包括する用語として多重がんを使う。
同時性，異時性
　2カ月未満の期間に診断された場合，同時性とする。
　2カ月以上の期間に診断された場合，異時性とする。
　同時性と異時性が共にある場合は，同・異時性とする。
　注：上記の規定は，癌転移の同時性，異時性を区分するものではない。異時性転移とは，当該癌に対する一連の検査および/または治療後に新たに診断される転移病巣をいい，検査および/または治療からの期間は問わない。

　**家族性大腸腺腫症（familial adenomatous polyposis：FAP）
　　家族性大腸腺腫症は，生殖細胞系列における *APC* 遺伝子の病的変異を原因とし，大腸の多発性腺腫（ポリポーシス）を主徴とする常染色体優性遺伝性疾患である。放置すればほぼ100%に大腸癌が発生する（遺伝性大腸癌診療ガイドライン参照）。なお，*MYH* 遺伝子の病的変異を原因とする *MUTYH* 関連ポリポーシスは常染色体劣性遺伝性疾患である。
　リンチ症候群（Lynch syndrome）
　　リンチ症候群は，ミスマッチ修復遺伝子の生殖細胞系列変異を主な原因とする常染色体優性遺伝性疾患である。大腸癌，子宮内膜癌などの本症候群に関連するさまざまな悪性腫瘍が発生する（遺伝性大腸癌診療ガイドライン参照）。本症候群の病態の解明に中心的役割を果たしてきた International Collaborative Group on Hereditary Non-Polyposis Colorectal Cancer（ICG-HNPCC）では，本症候群を遺伝性非ポリポーシス大腸癌（Hereditary Non-Polyposis Colorectal Cancer：HNPCC）と呼称していた時期もあったが，大腸癌以外の腫瘍も発症する症候群であることから，現在ではリンチ症候群の呼称を推奨している。

4 内視鏡治療，手術治療

4.1 内視鏡治療

4.1.1 内視鏡治療の方法

スネアポリペクトミー（ポリペクトミー）

内視鏡的粘膜切除術（endoscopic mucosal resection：EMR）

内視鏡的粘膜下層剥離術（endoscopic submucosal dissection：ESD）

注1：その他の治療法を行った場合は，その旨を記載する。
注2：一括切除か分割切除かを記載する。
注3：高周波電流を使用しない切除法には，cold forceps polypectomy と cold snare polypectomy がある。
注4：スネアを併用せずに剥離を完遂する手技を狭義のESDという。ESD用ナイフあるいはスネア先端を用いて病変周囲を切開後に粘膜下層の剥離を全く行わずにスネアリングを施行する手技を precutting EMR，ESD専用ナイフあるいはスネア先端を用いて病変周囲を切開後に粘膜下層の剥離を行い，最終的にスネアリングを施行する手技を hybrid ESD という。

4.2 手術治療

手術治療については，到達法，手術の種類，リンパ節郭清度，吻合法（吻合形態と吻合手段），合併切除臓器を記載する。直腸癌手術では自律神経の温存（23頁）を記載する。

4.2.1 到達法

経肛門，経括約筋，経仙骨，経腹（腹腔鏡，開腹），その他

4.2.2 手術の種類

ポリープ摘除術	局所切除術	虫垂切除術
回盲部切除術	結腸部分切除術	結腸右半切除術
結腸左半切除術	S状結腸切除術	結腸亜全摘術
結腸全摘術	大腸全摘術	高位前方切除術
低位前方切除術	超低位前方切除術	括約筋間直腸切除術*
Hartmann手術	直腸切断術	骨盤内臓器全摘術
その他の切除術	吻合術（バイパス手術）	人工肛門造設術
単開腹術	その他の姑息手術	

*intersphincteric resection（ISR）

注1：ポリープ摘除術はポリープをその基部にて切除する手術法である。
注2：局所切除術は，粘膜下層までの切除と全層切除に分けられる。
注3：回盲部切除術，結腸右半切除術，結腸左半切除術，S状結腸切除術，結腸亜全摘術，結腸全摘術以外の結腸切除は結腸部分切除術である。

注4：結腸部分切除術では切除腸管をカッコ内に記載する．例　結腸部分切除術（上行結腸），結腸部分切除術（横行結腸）

注5：高位前方切除術と低位前方切除術は腹膜反転部を境界とする切離線の高さで区分される．

注6：超低位前方切除術は，経腹的操作によって直腸を恥骨直腸筋付着部近傍（口側あるいは肛門側）で一括切除し，口側腸管と肛門管の吻合を行う手術法である

注7：括約筋間直腸切除術（intersphincteric resection）は，経腹および経肛門的操作によって内外括約筋間での直腸剥離を行い，歯状線の直上から括約筋溝までの解剖学的肛門管内で内肛門括約筋とともに直腸を一括切除し，経肛門的に口側腸管・肛門吻合を行う手術法であり，「内括約筋切除を伴う直腸切除術」と同義である．

注8：家族性大腸腺腫症に対する術式には，大腸全摘・回腸人工肛門造設術，大腸全摘・回腸囊肛門管吻合術（IACA），大腸全摘・回腸囊肛門吻合術（IAA），結腸全摘・回腸直腸吻合術（IRA）がある．

4.2.3 リンパ節の郭清

4.2.3.1 リンパ節郭清度〔D〕

DX：リンパ節郭清度が不明．
D0：腸管傍リンパ節の郭清が不完全である．
D1：腸管傍リンパ節が郭清された．
D2：腸管傍リンパ節および中間リンパ節が郭清された．
D3：腸管傍リンパ節，中間リンパ節および主リンパ節が郭清された．

注1：主たる癌占居部位が下部直腸であるか，または癌浸潤が下部直腸に及ぶものは，下記の側方リンパ節の郭清度〔LD〕を判定し，腸管傍リンパ節および下腸間膜動脈に沿う中間，主リンパ節の郭清度〔D〕とは別に記載する．

注2：直腸型肛門管腺癌における鼡径リンパ節（292）は中間リンパ節として判定する．

注3：本規約では，肛門管に発生した扁平上皮癌，肛門腺癌，痔瘻癌のリンパ節郭清度は規定しない．

4.2.3.2 側方リンパ節の郭清度〔LD〕

側方リンパ節の郭清度を次のように分類する．

LDX：側方リンパ節の郭清度が不明．
LD0：側方リンパ節が郭清されていない．
LD1：LD2に満たない側方リンパ節が郭清された．
LD2：263D，263P，283が郭清された．
LD3：側方の領域リンパ節が郭清された．

注1：側方の領域リンパ節とは，263D，263P，283，273，293，260，270，280をいう．（38頁）

注2：左右の郭清度が異なる場合はそれぞれの郭清度を右は「rt-LD number」，左は「lt-LD number」の記号を付記する。

記載例）

右側は263D，263P，283，273，293，260，左側は263D，263P，283が郭清され，270，280も郭清された：LD2（rt-3/lt-2）

左右ともに263D，263P，283が郭清された：LD2

右側は263D，263P，283，左側は郭清されていない：LD1（rt-2/lt-0）

注3：下部直腸癌または癌進展が下部直腸に及ぶものでは，中枢方向，腸軸方向のリンパ節郭清度（D）と側方リンパ節の郭清度（LD）を列記する。

記載例）

中枢方向，腸軸方向の郭清がD3，側方の郭清がLD2：D3LD2

4.2.4 吻合法
4.2.4.1 吻合形態

端端吻合，側端吻合，端側吻合，側側吻合，機能的端端吻合

注：回腸嚢や結腸嚢を作成した場合はそれを記載する。

4.2.4.2 吻合手段

手縫い吻合，器械吻合（single stapling, double stapling, functional end to end）

4.2.5 合併切除臓器

癌の浸潤・転移により臓器を合併切除した場合は，その臓器名を記載する。

注：合併切除臓器が全切除か部分切除かを記載する。

4.2.6 自律神経系の温存〔AN〕（図7）

ANX：自律神経温存の有無が不明。

AN0：自律神経温存なし。

AN1：片側部分温存。

AN2：両側部分温存。

AN3：片側温存。

AN4：全自律神経温存。

注1：直腸癌手術に関わる自律神経には，腰内臓神経，上下腹神経叢，下腹神経（交感神経），骨盤内臓神経（副交感神経），骨盤神経叢，および骨盤神経叢からの臓側枝がある。

注2：片側温存では温存側を記載する。例　AN3rt，AN1lt

注3：骨盤神経叢を部分切除した場合や，S3神経を切除した場合は，その旨を記載する。

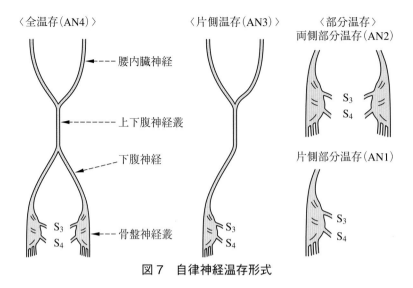

図7　自律神経温存形式

5 切除断端における癌浸潤，癌遺残，根治度の判定

5.1 切除断端における癌浸潤

切除断端における癌浸潤を組織学的検査にて確認する。

5.1.1 内視鏡摘除標本

5.1.1.1 水平断端（粘膜断端）〔HM〕

HMX：水平断端の癌浸潤の有無が不明。
HM0：水平断端に癌浸潤を認めない。
HM1：水平断端に癌浸潤を認める。

注1：HM0 の場合，断端から癌までの距離を記載することが望ましい。
注2：癌と腺腫成分が共存する病変で腺腫腺管のみが切除端に及んでいるときはHM0（腺腫成分陽性）と記載する。
注3：腺腫のみの病変も切除端を評価して記載する。

5.1.1.2 垂直断端（粘膜下層断端）〔VM〕

VMX：垂直断端の癌浸潤の有無が不明。
VM0：垂直断端に癌浸潤を認めない。
VM1：垂直断端に癌浸潤を認める。

注1：VM0 の場合，断端から癌までの距離を記載することが望ましい。
注2：垂直断端までの距離が500 μm 以内の例で局所再発が報告されている。

5.1.2 手術切除標本

5.1.2.1 近位（口側）切離端〔PM〕

PMX：口側切離端の癌浸潤の有無が不明。
PM0：口側切離端に癌浸潤を認めない。
PM1：口側切離端に癌浸潤を認める。

5.1.2.2 遠位（肛門側）切離端〔DM〕

DMX：肛門側切離端の癌浸潤の有無が不明。
DM0：肛門側切離端に癌浸潤を認めない。
DM1：肛門側切離端に癌浸潤を認める。

5.1.2.3 外科剝離面〔RM〕

RMX：外科剝離面の癌浸潤の有無が不明。
RM0：外科剝離面に癌浸潤を認めない。
RM1：外科剝離面に癌浸潤を認める。

注1：PM0，DM0，RM0 では，切離端または剝離面から癌までの距離を記載する。
注2：肝切離面に癌が露出していない場合はHRM0，露出している場合はHRM1 と記載する。

5.2 癌遺残

5.2.1 内視鏡治療後の癌遺残〔ER〕

ERX ：HMX または VMX。
ER0 ：HM0 かつ VM0。
ER1 ：HM1 および/または VM1。
　ER1a：HM1，VM0。
　ER1b：HM0，VM1 または HM1，VM1。
ER2 ：明らかな癌の遺残がある。

注１：内視鏡治療後の癌遺残を組織学的に ERX～ER1 に分類する。
注２：肉眼的に明らかな遺残のある切除は ER2 と判定する。

5.2.2 手術治療後の癌遺残〔R〕

RX：癌の遺残が判定できない。
R0：癌の遺残がない。
R1：切離端または剥離面が陽性。
R2：癌の肉眼的な遺残がある。

注１：遠隔転移（肝転移，肺転移，腹膜播種等）がある場合は，原発巣と遠隔転移巣それぞれの癌遺残を判定し，その程度が高いものとする。
　例　原発巣の切除が R0 でも肝転移巣の切除が R1 であれば R1 とする。
注２：Stage Ⅳで遠隔転移を二期的切除した場合は，一期手術と二期手術における原発巣と遠隔転移巣の癌遺残を総合的に判定する。
　例　同時性肺転移において一期手術の原発巣切除が R0 である場合（一期手術時の判定は R2），二期手術の肺転移巣切除が R1 であれば総合的に R1 とする。

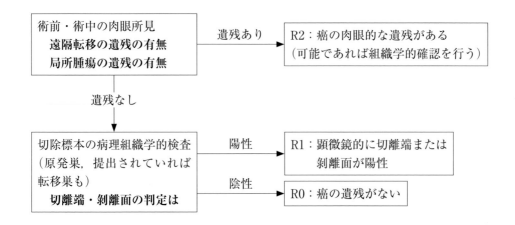

5.3 手術治療の根治度〔Cur〕

根治度 X（CurX）：根治度が判定できない。

根治度 A（CurA）：遠隔転移がなく（M0），かつ，切離端・剥離面がいずれも陰性である（PM0，DM0，RM0）。

根治度 B（CurB）：根治度 A，根治度 C に該当しない。

根治度 C（CurC）：明らかな癌遺残がある。

注 1：手術治療の根治度は臨床所見，術中所見および病理所見に基づいて総合的に判定する。

注 2：Tis 癌を除き，リンパ節郭清を伴わない局所切除の根治度は判定不明（CurX）とする。

6 薬物治療，放射線治療

6.1 薬物治療の記載事項

使用レジメン名

投与期間（投与開始日，最終投与日）

投与中止理由（完了，病変増大，有害事象，拒否，その他）

手術との併用の場合は手術との時間的関係（切除可能例術前，切除不能例 conversion，術後補助）

全身状態の指標（PS：performance status）を経時的に記載

薬物治療の効果判定は Response Evaluation Criteria in Solid Tumors（RECIST），有害事象は Common Terminology Criteria for Adverse Events（CTCAE）に準じて行う（52，53 頁）。

6.2 放射線治療の記載事項

6.2.1 治療目的

根治的照射，補助的照射（術前，術中，術後，サンドイッチ），緩和的照射

6.2.2 照射条件

装置（線源），線質，エネルギー，照射法（固定，運動など，門数，体位），照射野の大きさ，照射部位，1 回線量，分割法（回数/日，回数/週），照射期間，総線量，併用療法の有無およびその内容（化学療法など）

6.2.3 照射部位

7 切除標本の取扱い

7.1 肉眼的所見
 7.1.1 占居部位 （7頁）
 7.1.2 肉眼型分類 （9頁）
 7.1.3 大きさ （8頁）
  7.1.3.1 腫瘍の大きさ
  7.1.3.2 粘膜内腫瘍部分の大きさ
  7.1.3.3 潰瘍の大きさ
 7.1.4 腸管環周率 （8頁）
 7.1.5 病巣から切除断端までの距離 （25頁）
 7.1.6 浸潤・転移の広がりの性状・距離
 7.1.7 壁深達度 （10頁）
 7.1.8 リンパ節転移とその部位 （15頁）

7.2 組織学的所見
 7.2.1 組織型 ＜説明56頁＞
 A 大腸
 1 良性上皮性腫瘍
  1.1 腺腫　Adenoma
   1.1.1 管状腺腫　Tubular adenoma
   1.1.2 管状絨毛腺腫　Tubulovillous adenoma
   1.1.3 絨毛腺腫　Villous adenoma
   1.1.4 鋸歯状腺腫　Traditional serrated adenoma
 2 悪性上皮性腫瘍
  2.1 腺癌　Adenocarcinoma
   2.1.1 乳頭腺癌　Papillary adenocarcinoma（pap）
   2.1.2 管状腺癌　Tubular adenocarcinoma（tub）
    2.1.2.1 高分化　Well differentiated type（tub1）
    2.1.2.2 中分化　Moderately differentiated type（tub2）
   2.1.3 低分化腺癌　Poorly differentiated adenocarcinoma（por）
    2.1.3.1 充実型　Solid type（por1）
    2.1.3.2 非充実型　Non-solid type（por2）
   2.1.4 粘液癌　Mucinous adenocarcinoma（muc）
   2.1.5 印環細胞癌　Signet-ring cell carcinoma（sig）
   2.1.6 髄様癌　Medullary carcinoma（med）
  2.2 腺扁平上皮癌　Adenosquamous carcinoma（asc）
  2.3 扁平上皮癌　Squamous cell carcinoma（scc）
  2.4 カルチノイド腫瘍　Carcinoid tumor
  2.5 内分泌細胞癌　Endocrine cell carcinoma

  2.6 その他　Miscellaneous histologcal types of malignant epithelial tumors
3 非上皮性腫瘍
  3.1 平滑筋性腫瘍　Myogenic tumor
  3.2 神経性腫瘍　Neurogenic tumor
  3.3 消化管間質腫瘍　GIST（Gastrointestinal stromal tumor）
  3.4 脂肪腫および脂肪腫症　Lipoma and lipomatosis
  3.5 脈管性腫瘍　Vascular tumor
  3.6 その他　Micellaneous tumor
4 リンパ腫　Lymphoma
  4.1 B細胞性リンパ腫　B-cell lymphoma
    4.1.1 MALTリンパ腫　MALT（Mucosa-associated lymphoid tissue）lymphoma
    4.1.2 濾胞性リンパ腫　Follicular lymphoma
    4.1.3 マントル細胞リンパ腫　Mantle cell lymphoma
    4.1.4 びまん性大細胞型B細胞性リンパ腫　Diffuse large B-cell lymphoma
    4.1.5 Burkittリンパ腫　Burkitt lymphoma
    4.1.6 その他のリンパ腫　Others
  4.2 T細胞性リンパ腫　T-cell lymphoma
  4.3 Hodgkinリンパ腫　Hodgkin lymphoma
5 分類不能の腫瘍
6 転移性腫瘍
7 腫瘍様病変
  7.1 過形成結節　Hyperplastic nodule
  7.2 過形成性（化生性）ポリープ　Hyperplastic (metaplastic) polyp
  7.3 無茎性鋸歯状腺腫/ポリープ　Sessile serrated adenoma/polyp（SSA/P）
  7.4 若年性ポリープ　Juvenile polyp
  7.5 炎症性ポリープおよびポリポーシス　Inflammatory polyp and polyposis
  7.6 炎症性線維状ポリープ　Inflammatory fibroid polyp
  7.7 炎症性筋腺管ポリープ　Inflammatory myoglandular polyp
  7.8 過誤腫性ポリープ　Hamartomatous polyp
  7.9 粘膜脱症候群　Mucosal prolapse syndrome
  7.10 Cap polyposis
  7.11 良性リンパ濾胞性ポリープ　Benign lymphoid polyp
  7.12 子宮内膜症　Endometriosis
  7.13 その他　Others
    異所性胃粘膜 Heterotopic gastric mucosa, 弾性線維性ポリープ Elastofibromatous polyp, Colonic muco-submucosal elongated polyp など

8 遺伝性腫瘍と消化管ポリポーシス
　8.1 家族性大腸腺腫症　Familial adenomatous polyposis
　8.2 リンチ症候群　Lynch syndrome
　8.3 Peutz-Jeghers 症候群　Peutz-Jeghers syndrome
　8.4 Serrated polyposis/Hyperplastic polyposis
　8.5 Cronkhite-Canada 症候群　Cronkhite-Canada syndrome, Cronkhite-Canada polyp
　8.6 若年性ポリポーシス　Juvenile polyposis
　8.7 Cowden 症候群　Cowden syndrome, PTEN（phosphate and tensin homolog）hamartoma tumor syndrome
　8.8 その他

B　虫垂
1　良性上皮性腫瘍　Benign epithelial neoplasia
2　低異型度虫垂粘液性腫瘍　Low-grade appendiceal mucinous neoplasm
3　悪性上皮性腫瘍　Malignant epithelial neoplasia
　3.1 腺癌　Adenocarcinoma
　3.2 杯細胞型カルチノイド　Goblet cell carcinoid
　3.3 カルチノイド腫瘍　Carcinoid tumor
4　非上皮性腫瘍　Mesenchymal tumor
5　悪性リンパ腫　Malignant lymphoma
6　腫瘍様病変　Tumor-like lesion
7　その他　Others

C　肛門管（肛門周囲皮膚を含む）
1　良性上皮性腫瘍　Benign epithelial neoplasia
　1.1 腺腫　Adenoma
　1.2 鋸歯状病変　Serrated lesion
　1.3 尖圭コンジローマ　Condyloma acuminatum
　1.4 扁平上皮乳頭腫　Squamous cell papilloma
　1.5 乳頭状汗腺腫　Hidradenoma papilliferm
　1.6 その他　Others
2　上皮内腫瘍　Squamous intraepithelial neoplasia
　2.1 低異型度上皮内腫瘍　Low-grade intraepithelial neoplasia
　2.2 高異型度上皮内腫瘍　High-grade intraepithelial neoplasia
　2.3 上皮内癌　Carcinoma in situ
　2.4 Bowen 病　Bowen's disease
　2.5 その他　Others

3 悪性上皮性腫瘍
   3.1 腺癌　Adenocarcinoma
     3.1.1 直腸型　Rectal-type adenocarcinoma
     3.1.2 管外型（痔瘻癌，肛門腺癌）　Extramucosal（perianal）adenocarcinoma
   3.2 扁平上皮癌　Squamous cell carcinoma
   3.3 腺扁平上皮癌　Adenosquamous carcinoma
   3.4 カルチノイド腫瘍　Carcinoid tumor
   3.5 内分泌細胞癌　Endocrine cell carcinoma
   3.6 その他　Others
4 悪性黒色腫　Malignant melanoma
5 乳房外 Paget 病　Extramammary Paget's disease
6 非上皮性腫瘍　Mesencymal neoplasia
7 悪性リンパ腫　Malignant lymphoma
8 腫瘍様病変　Tumor-like lesion
9 その他　Others

7.2.2 浸潤増殖様式〔INF〕

癌巣の辺縁部における最も優勢な浸潤増殖様式を以下の 3 型に分類する。
  INFa（膨張型）　：癌巣が膨張性に発育し，周囲組織との境界が鮮明なもの。
  INFb（中間型）　：INFa と INFc との中間のもの。
  INFc（浸潤型）　：癌巣が浸潤性に発育し，周囲組織との境界が不鮮明なもの。

  注 1：T1 以深の癌について記載する。
  注 2：判定はルーペ像あるいは弱拡大で行なう。

7.2.3 脈管侵襲

7.2.3.1 リンパ管侵襲〔Ly〕（73 頁，図 23）

リンパ管侵襲とはリンパ管内への腫瘍細胞の侵入をいう。
  LyX：侵襲が不明である。
  Ly0：侵襲を認めない。
  Ly1：侵襲を認める。
    Ly1a：侵襲が軽度である。
    Ly1b：侵襲が中等度である。
    Ly1c：侵襲が高度である。

7.2.3.2 静脈侵襲〔V〕（73 頁，図 24）

静脈侵襲とは血管内への腫瘍細胞の侵入をいう。
  VX：侵襲が不明である。
  V0：侵襲を認めない。

V1：組織学的に侵襲を認める。
　V1a：侵襲が軽度である。
　V1b：侵襲が中等度である。
　V1c：侵襲が高度である。
V2：肉眼的に侵襲を認める。

注1：判定は腫瘍の最大割面の標本で行うことを原則とする。
注2：リンパ管侵襲の検討に免疫染色を用いた場合，その旨を記載する。
　例　Ly1a（D2-40）
注3：静脈侵襲の検討に弾性線維染色を用いた場合，その旨を記載する。
　例　Victoria blue 染色ではV1a（VB），または elastica van Gieson ではV1b（EVG）
注4：脈管侵襲陽性であるが，リンパ管侵襲か静脈侵襲かの判定が困難な場合，Ly/Vを用いる。
注5：脈管侵襲を認めた場合にはその最深部（SM，MP，SS または A）を記載する。
　例　V1a（SS）（EVG）
注6：腫瘍胞巣周囲に半周以上の弾性板が確認できるものをV，半周以上のD2-40陽性内皮細胞が確認できるものをLy と判定すると脈管侵襲の判定者間の不一致が改善される。
注7：内視鏡切除標本では，Ly1，V1の細分類はしなくてもよい。

7.2.4　簇出〔BD〕

簇出（budding）とは癌発育先進部間質に浸潤性に存在する単個または5個未満の構成細胞からなる癌胞巣をいう。簇出が最も高度な領域を選択して20×10倍視野で癌発育先進部を観察し，簇出の個数をカウントする（74頁，図25）。

　BDX：簇出が不明である。
　BD1　：0〜4個。
　BD2　：5〜9個。
　BD3　：10個以上。

注：T1癌について記載する。T2以深癌についても記載することが望ましい。

7.2.5　リンパ節構造のない壁外非連続性癌進展病巣〔EX〕（33頁脚注）

領域リンパ節の範囲内にリンパ節構造のない壁外非連続性癌進展病巣（EX）が存在する場合，それを記載する。EXにはリンパ管侵襲，静脈侵襲，神経侵襲病巣として限局した病巣（脈管/神経侵襲病巣）と，それ以外の癌巣（tumor nodule：ND）（74頁，図26）がある。

注1：原発巣を含む病理標本上で，筋層外脂肪織内に存在する癌巣に関しては，原発巣の連続進展がMPまでにとどまる癌では該当の癌巣全てをEXとする。一方，MPを越える癌では，原発巣から5mm以上離れている癌巣をEXとして取扱う。
注2：NDのリンパ節転移分類上の扱いは，リンパ節転移と同様とする（15頁）。

注3：NDには周囲に静脈および神経への侵襲所見を伴う病巣があり，これらは極めて不良な予後との関連性が示されており，静脈への侵襲所見を伴う病巣はND(V＋)，神経への侵襲所見を伴う病巣はND(Pn＋)，両者への侵襲所見を伴う病巣はND(V&Pn＋)の略語を用いて記録する（74頁，図27）。

注4：リンパ管侵襲，静脈侵襲，神経侵襲病巣として限局した病巣（脈管/神経侵襲病巣）を認めた場合は，病巣が存在する部位のリンパ節領域ごとに病巣数を括弧書きで記載する。

例：201領域に，リンパ管侵襲，静脈侵襲として限局した癌病巣を各々ひとつ認めた場合

#201：Ly(1)，V(1)

7.2.6 神経侵襲〔Pn〕

PnX：神経侵襲が不明である。
Pn0 ：神経侵襲を認めない。
Pn1 ：神経侵襲を認める。
　Pn1a：神経侵襲が壁内のみに存在する。
　Pn1b：神経侵襲が壁外に存在する。

注1：筋層間（Auerbach）神経叢を置換するように進展する癌進展形態は神経浸潤所

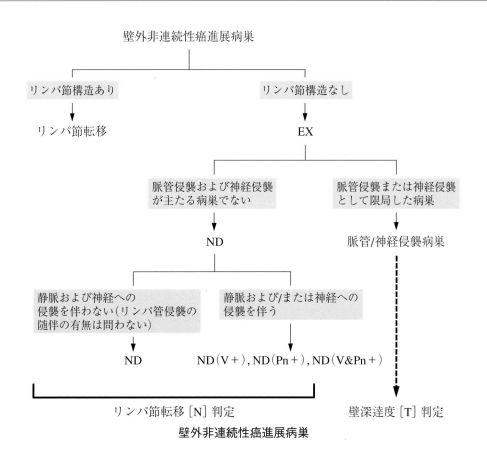

壁外非連続性癌進展病巣

見が確認できなくても壁内神経侵襲とする（75頁，図28）。

注2：固有筋層より深部において，癌胞巣が神経束に浸潤するか，神経束に沿って発育進展する所見を壁外神経侵襲とする。壁外神経侵襲には，神経侵襲病巣が孤立性に存在する場合（75頁，図29）と，主病巣やその周辺の癌胞巣の一部に存在する場合（76頁，図30）がある。後者の判定に関しては，癌胞巣が結合織の介在なく神経束に接する所見を重視する。

7.3 薬物治療，放射線治療の組織学的効果判定基準

Grade 0（無効）：癌細胞に治療による変性，壊死などを認めない。
Grade 1（軽度の効果）
  Grade 1a　ごく軽度の効果：癌の約1/3未満で癌細胞の変性，壊死がある。
  Grade 1b　軽度の効果：癌の1/3以上2/3未満で癌細胞の変性，壊死，融解がある。
Grade 2（かなりの効果）：癌の2/3以上で著明な変性，壊死，融解，消失がある。
Grade 3（著効）：癌全体がすべて壊死に陥っているか，または融解，消失した場合。肉芽腫様組織あるいは線維化巣で置き換えられている。

注：少なくとも病巣の中心を通る最大割面を検索して判定することが望ましい。

7.4 大腸生検組織診断分類（Group分類）（66頁）

Group X：生検組織診断ができない不適材料
Group 1：正常組織および非腫瘍性病変
Group 2：腫瘍性か非腫瘍性か判断の困難な病変
Group 3：良性腫瘍
Group 4：腫瘍と判定された病変のうち，癌が疑われる病変
Group 5：癌

7.5 浸潤距離の測定法

7.5.1 T1癌　（図8，49頁，図18）

肉眼型にかかわらず粘膜筋板の走行が同定あるいは推定可能な症例は，病変の粘膜筋板下縁から測定する（図8-1，図18-①）。

粘膜筋板の走行が同定・推定できない部分は病変表層から測定する（図8-2，図18-②，③）。

注1：ここでいう「走行が同定または推定可能」とは，SM浸潤による「変形」，すなわち走行の乱れ，解離，断裂，断片化などがない粘膜筋板を指す。変形した粘膜筋板を起点とするとSM浸潤距離を過小評価する可能性がある。「変形」の判定は必ずしも容易ではないが，粘膜筋板周囲にdesmoplastic reactionを伴うものは「変形あり」と判定する。

注2：有茎性病変では，粘膜筋板が錯綜し浸潤実測の始点となる粘膜筋板が同定できない場合がある。この場合のSM浸潤距離は頸部（頭部と茎部の境）を基準とし，

頸部から浸潤最深部への浸潤距離を測定する（図18-④）。浸潤が頭部内に限局する有茎性粘膜筋板錯綜病変は「head invasion」とする（図8-3，図18-⑤）。

注3：粘膜下浸潤と鑑別を要するものに，腺腫腺管が粘膜下層に侵入した像，偽癌浸潤 pseudocarcinomatous invasion（submucosal misplacement, 粘膜下偽浸潤 submucosal pseudoinvasion）（79頁，図37）がある。

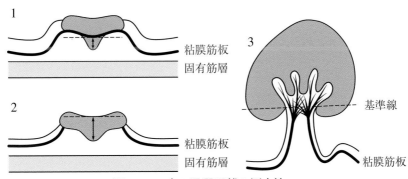

図8　T1癌の浸潤距離の測定法

7.5.2 漿膜を有しない部位で固有筋層を越えて浸潤する癌

壁外浸潤距離は腫瘍の最深部で測定する。
腫瘍から連続した浸潤部の距離を測定する。

注1：腫瘍本体から連続性のないリンパ管侵襲，静脈/神経侵襲は測定部位に含めない。
注2：固有筋層が保たれている場合は，固有筋層下縁から壁外浸潤の最深部までを測定する。
注3：固有筋層が断裂している場合は，固有筋層が切れ上がった最上端の固有筋層下縁から壁外浸潤の最深部までを測定する。固有筋層の断裂端に左右差がある場合，表層に近い断端の下縁から壁外浸潤の最深部までを測定する。

8　治療成績の記載事項

大腸癌症例の統計学的処理のために以下の事項を記録する。

8.1　患者数
外来大腸癌患者総数
入院大腸癌患者総数

8.2　多発癌，重複がん，多重がん　（20頁）

8.3　主たる治療法および補助療法
内視鏡治療
手術治療

薬物治療
放射線治療
その他の非観血的治療
無治療

注：手術の記載は 4.2 手術治療（21 頁）を参照する。

8.4 大腸癌治療総数および治療の種類別の例数および率
治療法および治療の種類別の例数および率を記載する。

8.4.1 切除率
手術切除率＝切除数/手術患者総数
根治度分類別切除数および率：根治度 A，根治度 B，根治度 C おのおのの例数および率。

注：切除数には，腸切除術のほか，ポリープ摘除術および局所切除術を含む。

8.4.2 内視鏡治療
内視鏡治療のみで治療が完了した例は，内視鏡治療例として手術例とは別個に記載する。

8.4.3 薬物治療，放射線治療
薬物治療，放射線治療例は，腫瘍縮小効果の判定結果別の例数および率を記載する。

8.5 手術直接死亡数および率

注 1：術後 30 日以内に死亡したものを手術直接死亡とする。入院中と退院後にかかわらない。
注 2：手術患者総数に対する手術直接死亡数の割合を手術直接死亡率とする。

8.6 在院死亡数および率

注 1：手術後に在院のまま死亡したものを在院死亡とする。
注 2：手術患者総数に対する在院死亡数の割合を在院死亡率とする。

8.7 生存解析
生存解析のために以下の事項を記録する。

8.7.1 生死
生存例：生存確認年月日
死亡例：死亡年月日
消息不明例：最終生存確認年月日
死因
　　治療関連死

　　　　大腸癌死

　　　　他悪性腫瘍死：腫瘍名を記載すること。

　　　　他病死：病名を記載すること（他悪性腫瘍死を含まない）。

　　　　事故死（自殺を含む）

　　　　死因不明

8.7.2 再発の有無，再発部位および形式

　　再発の有無

　　再発確認日

　　再発確認手段

　　再発形式および再発部位

　　　　複数形式の再発は，診断順にすべて記載する。

　　　　　局所再発

　　　　　　　吻合部再発

　　　　　　　領域リンパ節内の再発

　　　　　　　その他の局所再発

　　　　　リンパ行性再発（領域リンパ節以外のリンパ節再発）

　　　　　肝再発

　　　　　肺再発

　　　　　肝・肺以外の血行性再発

　　　　　腹膜再発

　　　　　再発部位不明

　　注：再発臓器は遠隔転移（M）の転移部位の記号で記載する（15〜16頁）。

8.7.3 生存解析の方法

　　生存解析の結果には以下の各項を明記する。

　　対象とした母集団の種類（例えば内視鏡治療例，手術治療例，根治度別など）

　　生存率の算出方法

　　　実測生存率：直接法，累積法：生命表法，Kaplan-Meier 法

　　　相対生存率

　　イベントの種類

　　　あらゆる死亡，大腸癌死（原癌死），再発，二次がん，増悪，治療中止（52頁参照）

　　生存率の有意差検定

　　消息不明率

附-リンパ節の分類と名称

表4 リンパ節の分類とリンパ節の名称(リンパ節番号)

	上腸間膜動脈系	下腸間膜動脈系	腸骨動脈系
腸管傍リンパ節	腸管壁近傍のリンパ節および辺縁動脈に沿うリンパ節 ・結腸傍リンパ節(201, 211, 221)	腸管壁近傍のリンパ節および辺縁動脈に沿うリンパ節、および最下S状結腸動脈に沿うリンパ節 ・結腸傍リンパ節(231, 241:241-1, 241-2, 241-t) 上直腸動脈に沿うリンパ節 ・直腸傍リンパ節(251)	中直腸動脈に沿い骨盤神経内側のリンパ節 ・直腸傍リンパ節(251)
中間リンパ節	回結腸,右結腸,中結腸動脈に沿うリンパ節 ・回結腸リンパ節(202) ・右結腸リンパ節(212) ・中結腸リンパ節右枝(222-rt) ・中結腸リンパ節左枝(222-lt)	左結腸,S状結腸動脈および左結腸動脈起始部から最下S状結腸動脈起始部までの下腸間膜動脈に沿うリンパ節 ・左結腸リンパ節(232) ・S状結腸リンパ節(242:242-1, 242-2) ・下腸間膜幹リンパ節(252)	
主リンパ節	回結腸,右結腸,中結腸動脈起始部のリンパ節 ・回結腸根リンパ節(203) ・右結腸根リンパ節(213) ・中結腸根リンパ節(223)	下腸間膜動脈起始部から左結腸動脈起始部までの下腸間膜動脈に沿うリンパ節 ・下腸間膜根リンパ節(253)	
側方リンパ節			内腸骨動脈に沿うリンパ節および閉鎖神経と閉鎖動脈周囲のリンパ節 ・内腸骨中枢リンパ節(263P) ・内腸骨末梢リンパ節(263D) ・閉鎖リンパ節(283) 総腸骨動脈,外腸骨動脈および正中仙骨動脈に沿うリンパ節 ・総腸骨リンパ節(273) ・外腸骨リンパ節(293) ・外側仙骨リンパ節(260) ・正中仙骨リンパ節(270) ・大動脈分岐部リンパ節(280)
下方リンパ節			・鼠径リンパ節(292)
主リンパ節より中枢のリンパ節	上腸間膜動脈起始部のリンパ節および大動静脈に沿うリンパ節 ・上腸間膜根リンパ節(214) ・大動脈周囲リンパ節(216)	大動静脈に沿うリンパ節 ・大動脈周囲リンパ節(216)	
その他のリンパ節	・幽門下リンパ節(206) ・胃大網リンパ節(204) ・脾門リンパ節(210)		

注1:S状結腸動脈は第一枝,第二枝,最下動脈を区別し,腸管傍リンパ節は241-1, 242-2, 241-t,中間リンパ節は242-1, 242-2の別を記載する。
注2:腸骨動脈系のリンパ節は左右の別(右側=rt,左側=lt)を記載する。例:右内腸骨末梢リンパ節 rt263D
注3:肛門管癌では下方リンパ流域にある292を中間リンパ節として判定する。

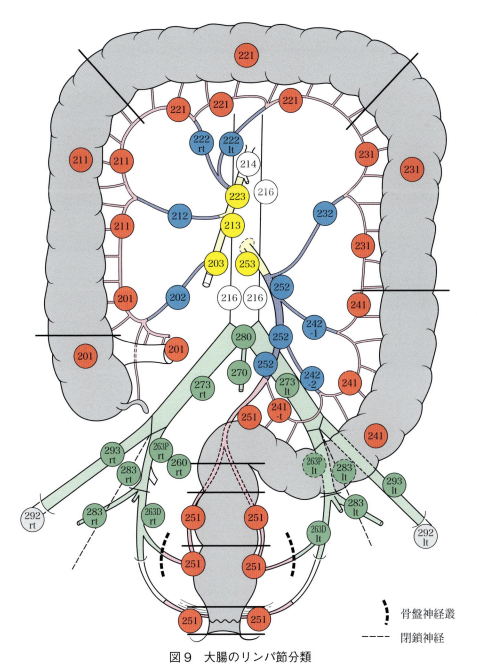

図9 大腸のリンパ節分類
(赤：腸管傍リンパ節, 青：中間リンパ節, 黄：主リンパ節, 緑：側方リンパ節, 灰色：下方リンパ節, 白：主リンパ節より中枢のリンパ節)

附-肉眼型図譜

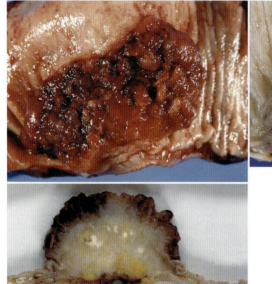
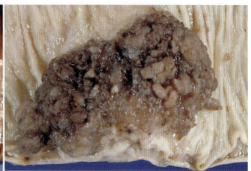
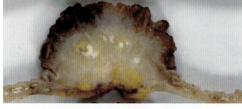

図10　1型, pT4a

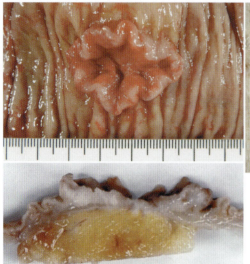
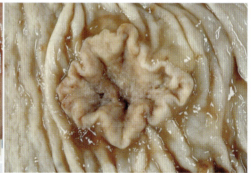

図11　2型, pT3

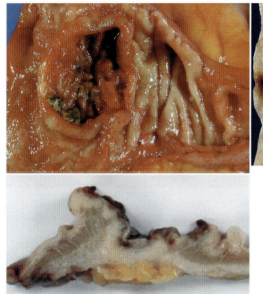
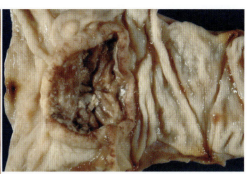
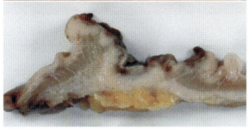

図12　2型, pT3

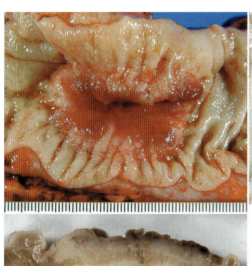
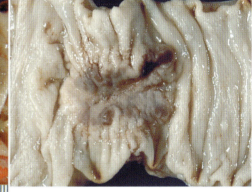
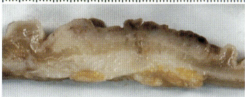

図13　3型, pT4a

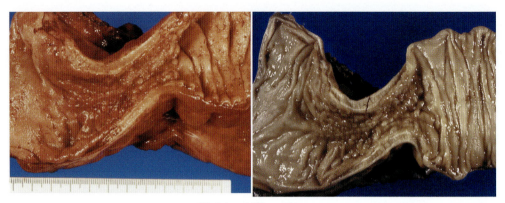

図14　4型，pT4a

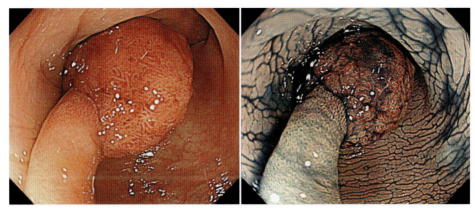

①0-Ip（有茎性）：茎を有するポリープ。付着部粘膜が引っ張られて一見茎様に見える偽茎とは区別しなくてはならない。

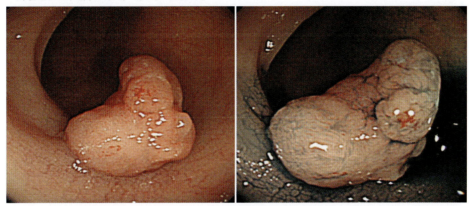

②0-Isp（亜有茎性）：球形のポリープ病変の一部が腸壁に付着しているもの。

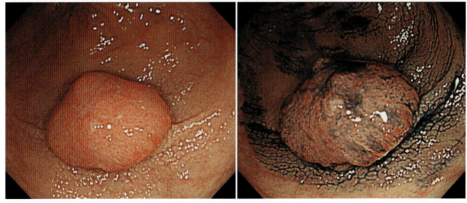

③0-Is（無茎性）：半球形のポリープ病変で，底面が腸壁に付着している。

図15　表在型の亜分類

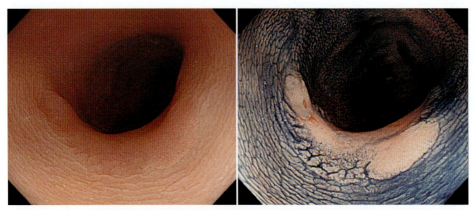

④ 0-Ⅱa（表面隆起型）：表面が平滑な扁平隆起性病変。

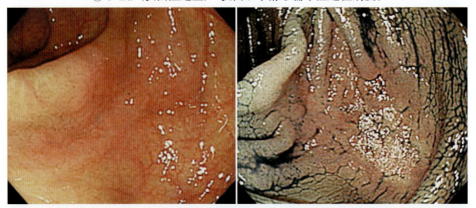

⑤ 0-Ⅱb（表面平坦型）：表面が平滑で粘膜と病変の高さがほぼ等しい病変。

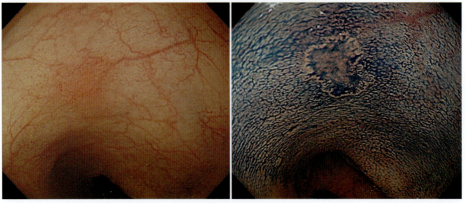

⑥ 0-Ⅱc（表面陥凹型）：粘膜よりも高さの低い陥凹面を有する病変。辺縁が反応性に少し隆起することが多い。

図15　表在型の亜分類（つづき）

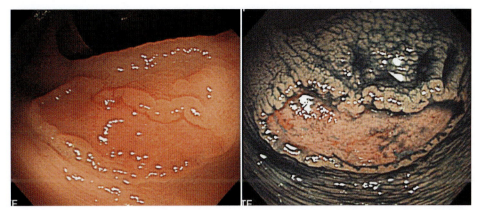

⑦ 0-Ⅱc+Ⅱa（複合型）：粘膜よりも高さの低い陥凹面を有する病変で，反応性の辺縁隆起の目立つ病変。

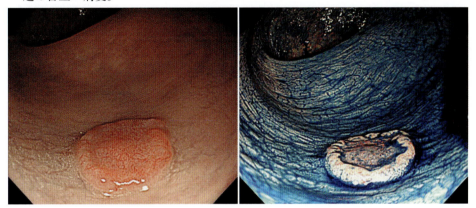

⑧ 0-Ⅱa+Ⅱc（複合型）：粘膜よりも高さの高い陥凹面を有する扁平隆起性病変。一般に，0-Ⅱa+Ⅱc の陥凹面は 2 階の陥凹面，0-Ⅱc+Ⅱa の陥凹は 1 階の陥凹面という比喩が使われている。

図 15　表在型の亜分類（つづき）

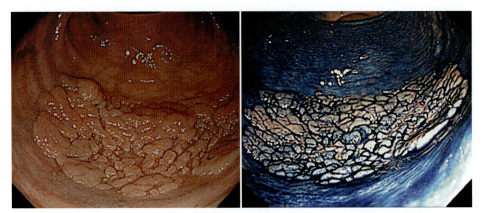

①LST-G 顆粒均一型：ほぼサイズのそろった顆粒が集簇しながら側方発育する病変。肉眼型は 0-Ⅱa である。

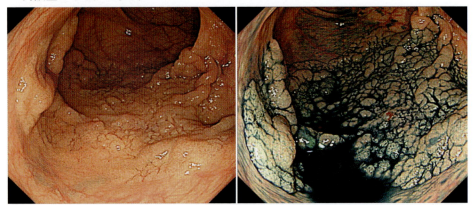

②LST-G 結節混在型：ほぼサイズのそろった顆粒が集簇しながら側方発育するもののやや大きな結節が混在している。肉眼型は 0-Ⅱa+Is である。

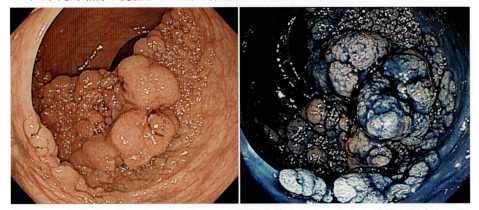

③LST-G 結節混在型：サイズのそろった顆粒集簇よりも，大きな結節が混在して目立っている。肉眼型は 0-Is+Ⅱa である。

図 16　側方発育型腫瘍 LST（laterally spreading tumor）の細分類

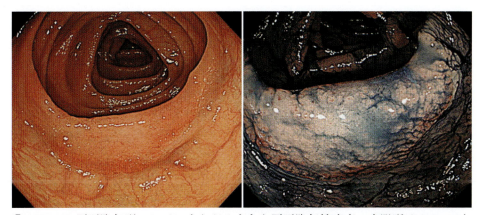

④LST-NG 扁平隆起型：ヒダにまたがる大きな扁平隆起性病変。肉眼型は 0-IIa である。

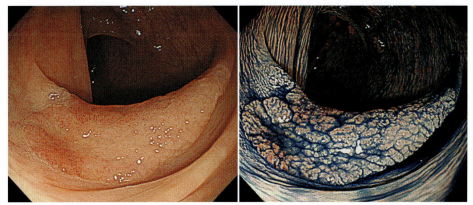

⑤LST-NG 扁平隆起型：ヒダにまたがる大きな扁平隆起性病変。表面に亀甲様の溝を有しているが，全体としては扁平隆起性病変であり，LST-G とは異なる。肉眼型は 0-IIa である。

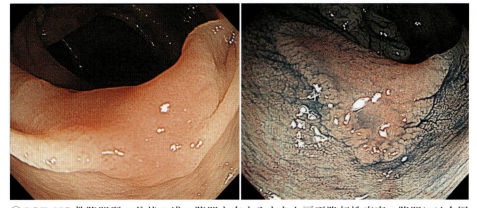

⑥LST-NG 偽陥凹型：盆状の浅い陥凹を有する大きな扁平隆起性病変。陥凹には全周性に 1 本の線で境界を示すことはできず，陥凹右側境界は不明瞭である。肉眼型は 0-IIa+IIc である。

図 16　側方発育型腫瘍 LST（laterally spreading tumor）の細分類（つづき）

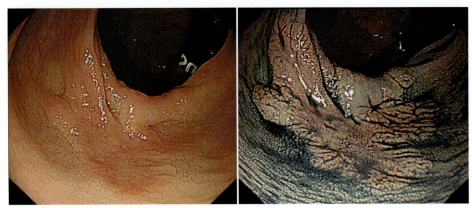

⑦ LST-NG 偽陥凹型：盆状の浅い陥凹を有する大きな扁平隆起性病変で，辺縁に偽足様の分葉を認める。口側は扁平隆起様で，肛門側に浅い陥凹を認めるが明らかな領域性はない。肉眼型は 0-IIa+IIc である。

図16　側方発育型腫瘍 LST（laterally spreading tumor）の細分類（つづき）

Subtypes of LST	Classification in type 0	
LST granular（LST-G）		
Homogenous type	0-IIa	0-IIa
Nodular mixed type	0-IIa, 0-Is+IIa, 0-IIa+Is	0-IIa+Is
LST non-granular（LST-NG）		
Flat elevated	0-IIa	0-IIa
Pseudo-depressed type	0-IIa+IIc, 0-IIc+IIa	0-IIc+IIa

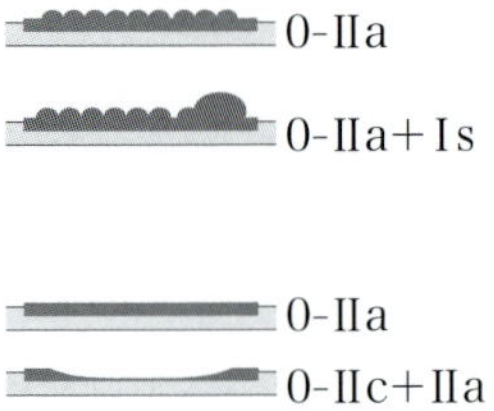

*The term "LST（laterally spreading tumour）" refers to the lateral growth of lesions at least 10 mm in diameter；this is in opposition to traditional polypoid（upward growth）or flat and depressed lesions（downward growth）.

図17　側方発育型腫瘍 LST（laterally spreading tumor）の細分類と肉眼型との関係
（Kudo S, et al. Gastrointest Endosc, 2008：68（4 Suppl）：S3-47 から引用）

附-SM 浸潤距離の実測法

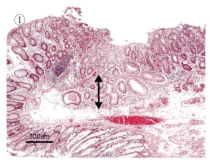
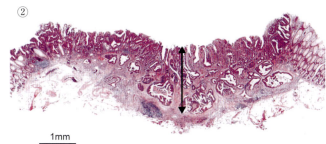
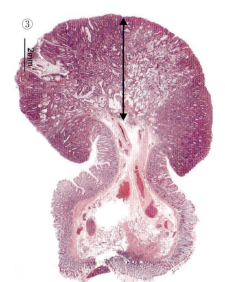
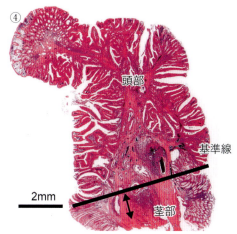

head invasion 例

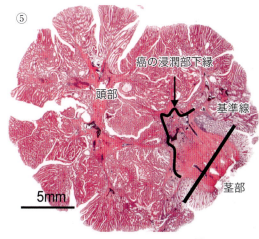

①：粘膜筋板の走行が同定あるいは推定可能な症例は，粘膜筋板下縁から測定する。
②，③：粘膜筋板の走行が同定・推定できない症例は，病変表層から測定する。
　無茎性病変（②）
　有茎性病変（③）
④：有茎性粘膜筋板錯綜例では，頭部と茎部の境界を基準線とし，基準線から浸潤最深部への距離を測定する。
⑤：有茎性粘膜筋板錯綜例で，浸潤が頭部内に限局するものは「head invasion」とする。

図 18　SM 浸潤距離の実測法

II．薬物治療・放射線治療の効果判定

1 効果判定

効果判定は，最新版の「固形がんの治療効果判定のための新ガイドライン（RECIST ガイドライン）」*に従って記載することを推奨する。ただし，RECIST ガイドラインは，臨床試験において，固形がんの測定の標準的な方法と腫瘍のサイズの変化の客観的評価の定義について定められたものであり，日常診療における治療継続の是非についての意思決定を目的とした使用は意図していないことに留意が必要である。

*日本語訳は，JCOG の Web サイトで公開されている（http://www.jcog.jp/doctor/tool/RECISTv11J_20100810.pdf）。

2 有効性のエンドポイントの定義

2.1 奏効割合（Response rate）

最良総合効果が CR，PR のいずれかを奏効として奏効割合を算出する。分母は一般に登録された全適格例を用いる。評価が実施されなかった症例は NE として計算し，分母に含める。

2.2 全生存期間，無増悪生存期間，無再発生存期間，無病生存期間，治療成功期間

奏効割合以外の主な有効性のエンドポイントとして全生存期間，無増悪生存期間，無再発生存期間，無病生存期間，治療成功期間がある。各生存期間のイベントの定義を以下に示す（表5）。対象は全登録例または全適格例であり，起算日はいずれも登録日である。

表5 エンドポイントとイベントの定義

エンドポイント	イベント（いずれか早いもの）		
全生存期間 Overall survival（OS）	あらゆる死亡		
無増悪生存期間 Progression-free survival（PFS）	あらゆる死亡	増悪/再発	
無再発生存期間 Relapse-free survival（RFS）	あらゆる死亡	再発	
無病生存期間 Disease-free survival（DFS）	あらゆる死亡	再発	二次がん
治療成功期間 Time to treatment failure（TTF）	あらゆる死亡	増悪/再発（治療完了の場合）	治療中止

3　有害事象の記載法

治療法ごとに有害事象の種類，頻度，程度，発現時期，持続期間，回復性などにつき記載する。有害事象の評価は，最新版の有害事象共通用語規準（Common Terminology Criteria for Adverse Events：CTCAE）に従って記載することを推奨する（http://ctep.cancer.gov/protocolDevelopment/electronic_applications/ctc.htm）。なお CTCAE の日本語訳は，JCOG の Web サイトで公開されている（http://www.jcog.jp/doctor/tool/ctcaev4.html）。

Ⅲ. 病理学的事項の説明
［附−組織図譜］

1 組織型

A. 大腸

1 良性上皮性腫瘍

1.1 腺腫　Adenoma

肉眼的に大腸腺腫の多くは限局性隆起性病変を呈し，0-Ⅱa 様の隆起から，無茎性あるいは有茎性の 0-Ⅰ 型様隆起までの形態をとる．表面は顆粒状，分葉状，結節状，脳回状であることが多いが，ときに乳頭状，絨毛状ないし八つ頭状を呈する．腺腫は組織学に腺管構造によって，管状腺腫，管状絨毛腺腫，絨毛腺腫，鋸歯状腺腫に分類される．

腺腫は種々の程度の構造異型や細胞異型を示す．その異型度によって，低異型度腺腫（low-grade adenoma：従来の軽度異型 mild atypia と中等度異型 moderate atypia に相当），高異型度腺腫（high-grade adenoma：従来の severe atypia に相当），両者が混在したものに分けられる（図 31〜36）．

注：腺腫はときに粘膜下層へ偽浸潤することがあるので，病理診断に注意を要する（図 37）

1.1.1 管状腺腫　Tubular adenoma

ほぼ全体が管状構造で形成される腺腫．一般に増殖の強い部分は表層部に存在する（図 31〜33）．

1.1.2 管状絨毛腺腫　Tubulovillous adenoma

管状腺腫と絨毛腺腫の中間型ないし混在型（図 34）．

1.1.3 絨毛腺腫　Villous adenoma

ほぼ全体が狭い間質を有し，分岐することなく粘膜筋板直上から櫛状に突出する腺管からなる腺腫．一般に増殖の強い部分は表層部にあるが，全体に及ぶこともある（図 35）．

1.1.4 鋸歯状腺腫　Traditional serrated adenoma

腺管の上半部で上皮が鋸歯状形態を示す点で過形成性ポリープに類似するが，それとは異なり，核の腫大や偽重層化，核分裂像が表層部にも出現し，杯細胞の減少，細胞質の好酸性化などを示す（図 36）．無茎性鋸歯状腺腫/ポリープ（SSA/P）と過形成（化生性）ポリープから，鋸歯状腺腫を区別する特徴的な所見として，芽出像あるいは異所性陰窩（ectopic crypt formation, ECF）と呼ばれる組織像がある（図 36 下図）．

2 悪性上皮性腫瘍

大腸癌の組織型は以下に示すように分類する．種々の組織型が混在するときは，組織標本上で面積的に最も優勢な（predominant）組織型をもってその腫瘍の組

織型とする。異なる組織型を含む場合は優勢像から列記する（例：tub1＞pap）。

注：癌と腺腫成分が共存する場合，腺腫を伴う癌（carcinoma with adenoma）とする。癌成分と腺腫成分の量比により次の2型に分けることがある。
  a. 腺腫内癌（carcinoma in adenoma）：癌成分が腺腫成分より少ないもの。
  b. 腺腫成分を伴う癌（carcinoma with adenoma component）：癌成分が腺腫成分と同等量かそれより多く認められるもの。

2.1 腺癌　Adenocarcinoma
組織学的に乳頭構造や腺管構造をとるか，粘液産生を示す癌細胞からなる悪性腫瘍。

2.1.1 乳頭腺癌　Papillary adenocarcinoma（pap）
癌が主として円柱上皮や立方上皮からなり，乳頭状構造をとるもの。絨毛構造や鋸歯状構造をとる癌などがこれに含まれる（図38）。

2.1.2 管状腺癌　Tubular adenocarcinoma（tub）
明瞭で大きな管状構造からなるものを高分化管状腺癌，篩状構造や中〜小型の管状構造からなるものを中分化管状腺癌とする。

2.1.2.1 高分化　Well differentiated type（tub1）（図39〜41）
2.1.2.2 中分化　Moderately differentiated type（tub2）（図42, 43）

2.1.3 低分化腺癌　Poorly differentiated adenocarcinoma（por）
管腔形成が乏しいもの。また，腺管形成が陰性でも細胞内粘液が陽性のもの。これには非充実性と充実性の発育様式を示すものがある。

2.1.3.1 充実型　Solid type（por1）（図44）
2.1.3.2 非充実型　Non-solid type（por2）（図45）

注1：低分化腺癌は癌胞巣が単純充実性ないし敷石状で，膨張性発育するものを充実型に，癌細胞が小管腔状，小充実胞巣状，索状，あるいは個々バラバラであり，びまん性に浸潤するものを非充実型に細分類する。
注2：著明なリンパ球や形質細胞の浸潤を示す低分化腺癌（carcinoma with lymphoid stroma）も充実型に入れる。

2.1.4 粘液癌　Mucinous adenocarcinoma（muc）
主として細胞外に多量の粘液を産生し，粘液の結節を形成する癌である。
これには，高分化型腺癌（乳頭腺癌，高分化管状腺癌，中分化管状腺癌）に由来する高分化型粘液癌と，低分化型腺癌（非充実型低分化腺癌，印環細胞癌）に由来する低分化型粘液癌とがある（図46）。

2.1.5 印環細胞癌　Signet-ring cell carcinoma（sig）
主として細胞内に粘液が貯留し，癌細胞は印環状を呈するが，管腔形成は認められないか極めて乏しい癌である（図47）。

粘液組織化学的ばかりでなく，超微形態的にも癌細胞は腸の杯細胞に類似点が多い。

2.1.6 髄様癌　Medullary carcinoma（med）
著明なリンパ球浸潤を伴って好酸性胞体と明瞭な核小体を有する細胞がシート状に配列，増殖する腫瘍である（図48）。

2.2 腺扁平上皮癌　Adenosquamous carcinoma（asc）
同一の癌に腺癌と扁平上皮癌とが併存するもの（図49）。
両者が領域を持って存在する場合と混在する場合とがある。

2.3 扁平上皮癌　Squamous cell carcinoma（scc）
大腸粘膜に発生することは稀である。

注：肛門管上皮から発生するものは肛門管の扁平上皮癌に分類する。

2.4 カルチノイド腫瘍　Carcinoid tumor　（図50）
本腫瘍は内分泌細胞に分化した低異型度細胞から構成される癌である。小型で均一な円形ないし円柱状細胞が，胞巣状ないし索状（リボン状）配列を示す。ときにロゼット様あるいは腺管様の構造をとる。胞巣間は狭く，毛細血管を伴うが，線維性や線維筋性間質もみられる。免疫染色等により内分泌細胞への分化を確認し，充実型低分化腺癌などと鑑別することが必要である。粘膜深層に発生するが，次第に発育の主座は粘膜下層に移る。大腸での好発部位は民族差があり，日本人では下部直腸，欧米人では虫垂である。本腫瘍は一般に低悪性度腫瘍である。

注1：免疫組織化学的には，クロモグラニンAを主として，シナプトフィジンやCD56（neural cell adhesion molecule, NCAM）などが陽性となる。形態学的にカルチノイド腫瘍が疑われる際には，これらの免疫染色を行うことが強く推奨される。
注2：WHO分類のneuroendocrine tumor（NET）に対応する。WHO分類では，核分裂数とKi-67指数によってグレード分類することが提案されている（表6）。
注3：腺癌とはTNM分類が異なる（附-1 TNM分類）
注4：WHO分類では，膵原発神経内分泌腫瘍は【参考】（59頁）のように分類されているが，この分類や評価基準が消化管カルチノイドにも適用されるかどうかは決まっていない。
注5：虫垂に好発する杯細胞型カルチノイド（goblet cell carcinoid）については本腫瘍とは別に扱う。虫垂の項参照。

2.5 内分泌細胞癌　Endocrine cell carcinoma　（図51）
本腫瘍は内分泌細胞に分化した高異型度細胞の充実性増殖から構成される癌である。大きさがほぼ均一な，小型ないし大型の癌細胞がシート状，大型充実胞巣状に増殖する。不規則な索状配列やロゼット様構造を見ることがある。腫瘍壊死巣も多い。核はカルチノイド腫瘍に比べて大きく，核分裂像が多い。間質は毛細血

管に富む。本腫瘍の診断には，組織化学，電顕，免疫組織化学等により内分泌細胞への分化を確認することが必要である。主体となる癌細胞の大きさから小細胞型（小細胞癌）と大細胞型に分類することがある。小細胞型では細胞質が少ないが，大細胞型では細胞質が豊富である。本腫瘍は高悪性度腫瘍である。

注1：本腫瘍はWHO分類におけるneuroendocrine carcinoma（NEC）に対応する（表6）。
注2：免疫組織化学的には，クロモグラニンAを主として，シナプトフィジンやneural cell adhesion molecule（NCAM, CD56）などが陽性となる。形態学的に内分泌細胞癌が疑われる際には，これらの免疫染色を行うことが強く推奨される。
注3：本腫瘍は腺癌と共存することがあり，本邦では腺内分泌細胞癌と呼ばれることがある。WHO分類においては，内分泌細胞癌成分と腺癌成分がともに病巣の30％以上を占めるものはMixed adenoneuroendocrine carcinoma（MANEC）と定義されている。

表6　本規約とWHO分類の関係

本規約（第9版）	WHO分類（2010）	
	Ki67指数（％）	核分裂像*
カルチノイド腫瘍	NET G1 NET G2	≦2 3〜20	<2 2〜20
内分泌細胞癌	NEC	>20	>20

NET = neuroendocrine tumor, NEC = neuroendocrine carcinoma, G = grade
*per 10 high power field（10高倍視野あたり）

【参考】膵内分泌腫瘍のWHO分類（2017）*

分類/グレード	Ki-67指数（％）	核分裂像
Pancreatic neuroendocrine tumours（PanNETs）		
PanNET G1	<3	<2
PanNET G2	3-20	2-20
PanNET G3	>20	>20
Pancreatic neuroendocrine carcinomas（PanNECs）		
PanNEC（G3） 　Small cell type/Large cell type	>20	>20
Mixed neuroendocrine-non-neuroendocrine neoplasm（MiNEN）		

*この分類や評価基準が消化管カルチノイド（NET）に適用されるかどうかは決まっていない。

2.6 その他　Miscellaneous histologcal types of epithelial malignant tumors
　　上記の癌腫に分類できないもので，絨毛癌，α-fetoprotein産生腺癌，未分化癌な

どがある。

未分化癌は小型ないし大型の腫瘍細胞が，シート状ないし充実性大胞巣状の形態をとって増殖し，腺管構造を欠き，免疫染色を含む種々の検索で粘液分泌や内分泌顆粒がみられない癌腫である。

3 非上皮性腫瘍

3.1 平滑筋性腫瘍　Myogenic tumor

粘膜筋板または固有筋層より発生する腫瘍で，ときに核の柵状配列がみられる。細胞成分が少なく，かつ核分裂を欠くものは平滑筋腫，細胞成分に富み，核分裂像が多いものは平滑筋肉腫である。

免疫染色では α-smooth muscle actin, muscle specific actin, desmin が陽性で，KIT（CD117）が陰性である。

3.2 神経性腫瘍　Neurogenic tumor

神経鞘腫が多く，von Recklinghausen 病では腸管に多発することがある。
固有筋層内（内輪筋と外縦筋との間）に好発する。
顆粒細胞腫（granular cell tumor）は粘膜下層に発生する。

注：粘膜内にも Schwann 細胞の過形成や神経鞘腫がみられることがある。

3.3 消化管間質腫瘍（GIST）　Gastrointestinal stromal tumor

免疫染色でKIT陽性例がほとんどであるが，まれにKIT陰性で，かつ筋原性マーカー，神経原性マーカーが陰性のものもある。CD34もGISTの80％に陽性である。

ヘマトキシリン・エオシン染色のみでは平滑筋性腫瘍との鑑別が困難なことが多い。

紡錘形細胞からなる場合と，類上皮様細胞からなる場合とがある。

3.4 脂肪腫および脂肪腫症　Lipoma and lipomatosis
3.5 脈管性腫瘍　Vascular tumor
3.6 その他　Micellaneous tumor

4 リンパ腫　Lymphoma

WHO 分類に沿って，B 細胞性リンパ腫（MALT リンパ腫，濾胞性リンパ腫，マントル細胞リンパ腫，びまん性大細胞性 B 細胞リンパ腫，Burkitt リンパ腫，その他のリンパ腫），T 細胞性リンパ腫，および Hodgkin リンパ腫に亜分類する。
分類の詳細は WHO の造血組織とリンパ組織のリンパ腫分類を参照されたい。

4.1 B 細胞性リンパ腫　B-cell lymphoma
　　4.1.1 MALT リンパ腫　MALT lymphoma
　　4.1.2 濾胞性リンパ腫　Follicular lymphoma
　　4.1.3 マントル細胞リンパ腫　Mantle cell lymphoma
　　4.1.4 びまん性大細胞型 B 細胞性リンパ腫　Diffuse large B-cell lymphoma
　　4.1.5 Burkitt リンパ腫　Burkitt lymphoma
　　4.1.6 その他のリンパ腫　Others
4.2 T 細胞性リンパ腫　T-cell lymphoma
4.3 Hodgkin リンパ腫　Hodgkin lymphoma

5 分類不能の腫瘍

6 転移性腫瘍

7 腫瘍様病変
7.1 過形成結節　Hyperplastic nodule
　　肉眼的には過形成性ポリープに類似するが，組織学的に上皮の鋸歯状増生を欠く病変である（図52）。
7.2 過形成性（化生性）ポリープ　Hyperplastic（metaplastic）polyp
　　腺管の延長・拡張を伴い，管腔側腺管に上皮の鋸歯状増生がみられるのが特徴である。上皮細胞は腺管全長にわたって弱好酸性の豊富な細胞質を有し，腫瘍性異型を欠き，増殖の強い部分は腺管の下半部にある（図53）。

　　注：非腫瘍性腺管が粘膜筋板の間を通って粘膜下層へ侵入することもある。

7.3 無茎性鋸歯状腺腫/ポリープ　Sessile serrated adenoma/polyp（SSA/P）
　　明らかな腫瘍とは判定できない鋸歯状病変で，①陰窩の拡張，②陰窩の不規則分岐，③陰窩底部の水平方向への変形（逆 T 字，L 字型）のうち 2 因子以上を，病変の 10％以上の領域に認めるもの（図54）。
7.4 若年性ポリープ　Juvenile polyp
　　粘膜表層部の粘膜固有層に毛細血管の増加・拡張，線維芽細胞の増加と線維組織の軽度増加，さらに浮腫や慢性炎症細胞浸潤を伴い，間質が拡大する。このために腺管開口部が狭窄され，腺管が小嚢胞状に拡張する（図55）。
　　しばしば出血やびらんを伴う。肉眼的には発赤や白苔を伴う浮腫状隆起で，無茎から有茎までであり，小児から成人まで発生する。

　　注：大腸に多発すると大腸若年性ポリポーシスと呼ばれ，胃・小腸・大腸にわたって発生すると胃腸管若年性ポリポーシスと呼ばれている。

7.5 炎症性ポリープおよびポリポーシス　Inflammatory polyp and polyposis
　　炎症に随伴する非腫瘍性ポリープ。偽ポリープと再生性ポリープがある。
7.6 炎症性線維状ポリープ　Inflammatory fibroid polyp
7.7 炎症性筋腺管ポリープ　Inflammatory myoglandular polyp
7.8 過誤腫性ポリープ　Hamartomatous polyp
7.9 粘膜脱症候群　Mucosal prolapse syndrome
　　粘膜固有層，特に表層部の粘膜固有層で毛細血管の増生・拡張および慢性炎症細胞浸潤がみられ，粘膜に筋症（平滑筋線維の増加）や線維筋症を伴う病態で，腺管は拡張し，さらに増生すると隆起を形成する。
　　隆起型では表面にしばしばびらんを伴い，この部に特に肉芽組織が目立つ。
　　肉眼型には平坦型，隆起型，潰瘍型および深在性嚢胞型がある。
7.10 Cap polyposis
　　肉眼像や組織像は隆起型粘膜脱に近似している。しかし，隆起型病変の分布は，隆起型粘膜脱が直腸に発生するのに対し，cap polyposis は直腸から S 状結腸（さらに右側結腸にも及ぶことがある）と広範囲に及ぶ点が特徴である。
7.11 良性リンパ濾胞性ポリープ　Benign lymphoid polyp
　　リンパ濾胞の限局性過形成からなる，低い隆起性病変である。大きさは数 mm までのものが多い。直腸や盲腸に好発し，多発するとポリポーシスと呼ばれる。多発病変は大きさがほぼ均一で，5 mm 以下が多い。
7.12 子宮内膜症　Endometriosis
7.13 その他　Others
　　異所性胃粘膜（heterotopic gastric mucosa），弾性線維性ポリープ（elastofibromatous polyp），colonic muco-submucosal elongated polyp など。

8 遺伝性腫瘍と消化管ポリポーシス

8.1 家族性大腸腺腫症　Familial adenomatous polyposis
　　APC 遺伝子変異によって多数の大腸腺腫，腺癌が生じる常染色体優性遺伝疾患である。小型のポリープが無数に生じる症例が多く，大腸の他に十二指腸などにも腺腫が生じる。
8.2 リンチ症候群　Lynch syndrome
　　以前は遺伝性非ポリポーシス大腸癌と呼ばれていた（Hereditary Non-Polyposis Colorectal Cancer：HNPCC）。DNA ミスマッチ修復遺伝子の異常により大腸癌や子宮内膜癌が発生する症候群。大腸癌の発生は若年，右側結腸に多い。
8.3 Peutz-Jeghers 症候群　Peutz-Jeghers syndrome
　　消化管ポリポーシスと皮膚や粘膜に色素沈着症を合併する（Peutz-Jeghers 症候群）遺伝性疾患で，ポリープは胃，小腸，大腸に散在性に発生する。
　　ポリープは樹枝状に分岐する粘膜筋板を軸として，上皮が単純過形成し，腺管は

拡張している（図56）。
非腫瘍性病変である。

  注：Peutz-Jeghers症候群を欠くが，同様の組織像をとるポリープはPeutz-Jeghers型ポリープと呼ばれている。

8.4 Serrated polyposis/Hyperplastic polyposis
　以前はhyperplastic polyposisと呼ばれていた。発生するポリープの多くが小型sessile lesionであり，serrated polyposisと呼ばれるようになっている。1 cm以下のsessile lesionが多発することが多く隆起性の腫瘍は少ない。大型のポリープは右側結腸に出現することが多い。
8.5 Cronkhite-Canada症候群　Cronkhite-Canada syndrome, Cronkhite-Canada polyp
　消化管ポリポーシスと脱毛（禿頭症が多い）・爪萎縮・皮膚色素沈着・消化管蛋白漏出症を合併する疾患で，ポリープは消化管全域に多発し，ポリープ間の粘膜は浮腫状である。組織学的には，ポリープは強い浮腫状間質と好酸性液状物質を含む囊胞状拡張腺管の増生からなる（図57）。ポリープ間の粘膜でも既存腺管は囊胞状に拡張し，間質には浮腫が強い。
8.6 若年性ポリポーシス　Juvenile polyposis
8.7 Cowden症候群　PTEN hamartoma syndrome（Cowden polyp）
　消化管ポリポーシス，種々の皮膚良性病変，および乳癌や甲状腺癌を高頻度に合併する遺伝性疾患である。大腸ポリープは若年性ポリープの形態が多い。

B. 虫垂
1 良性上皮性腫瘍　Benign epithelial neoplasia
　大腸腫瘍の分類に準じる。
2 低異型度虫垂粘液性腫瘍　Low-grade appendiceal mucinous neoplasm
　粘液産生の多い胞体を有し，異型度の低い一層の円柱上皮細胞からなる腫瘍をさす（WHO分類，2010）。浸潤の有無，良悪性の判断はしばしば困難である（図58）。
3 悪性上皮性腫瘍　Malignant epithelial neoplasia
3.1 腺癌　Adenocarcinoma：大腸腫瘍の分類に準じる。
3.2 杯細胞型カルチノイド　Goblet cell carcinoid
　杯細胞に類似した細胞が，小集塊～個細胞性に増殖する。虫垂に好発し，内腔を中心に同心円状にみられることが多い。本規約では腺癌の一亜型とする（図59）。
3.3 カルチノイド腫瘍，4 非上皮性腫瘍，5 悪性リンパ腫，6 腫瘍様病変は大腸腫瘍の分類に準じる。

  注1：虫垂粘液産生腫瘍（apppendiceal mucinous neoplasm）にはいくつかの分類が提唱されているが，今回の分類においてはWHO分類との整合性を考慮して低異型

度虫垂粘液性腫瘍（low-grade appendiceal mucinous neoplasm）を採用した。WHO分類では旧規約に記載されていた粘液嚢胞腺腫（mucinous cystadenoma）と粘液嚢胞腺癌（mucinous cystadenocarcinoma）の疾患概念に否定的である。粘液嚢胞腺腫の大部分と粘液嚢胞腺癌の一部はlow-grade appendiceal mucinous neoplasmに該当すると思われる。粘液産生の目立つ異型度の高い腺癌は大腸腫瘍の分類に基づき粘液癌に分類される。

注２：粘液を産生する腫瘍は腹膜偽粘液腫（pseudomyxoma peritonei）の原因となりうる。

C. 肛門管（肛門周囲皮膚を含む）

外科学的肛門管は，肉眼的には恥骨直腸筋付着部上縁から肛門縁まで，組織学的には恥骨直腸筋付着部上縁から肛門周囲皮膚との移行部までをいい，直腸粘膜部（rectal zone），移行帯上皮部（transitional zone）と扁平上皮部（squamous zone）に分けられる。扁平上皮部には皮膚付属器を欠き，肛門周囲皮膚（perianal skin）に移行する。肛門管には，粘膜下層から括約筋層にかけて肛門腺があり，肛門洞（肛門陰窩）に開口する。

1 良性上皮性腫瘍　Benign epithelial neoplasia

直腸粘膜部に発生する腺腫（adenoma）および鋸歯状腺腫（traditional serrated adenoma）は大腸腫瘍の分類に準じる。扁平上皮部には尖圭コンジローマ（condyloma acuminatum，図60），扁平上皮乳頭腫（squamous cell papilloma）が発生する。乳頭状汗管腫（hidradenoma papilliferum）などの皮膚付属器腫瘍が肛門管に及ぶことがある。

2 上皮内腫瘍　Squamous intraepithelial neoplasia

扁平上皮系の上皮内腫瘍と判定される病変を，扁平上皮の構造と細胞異型から低異型度上皮内腫瘍（low-grade intraepithelial neoplasia）と高異型度上皮内腫瘍（high-grade intraepithelial neoplasia），上皮内癌（carcinoma in situ）に分類する。それぞれの同義語として"low-grade intraepithelial lesion"（LSIL），"high-grade intraepithelial lesion"（HSIL）がある。肛門周囲皮膚にみられる上皮内腫瘍（perianal squamous intraepithelial neoplasia）はBowen病と呼ばれてきた。

3 悪性上皮性腫瘍

3.1 腺癌　Adenocarcinoma

3.1.1 直腸型　Rectal-type adenocarcinoma

直腸粘膜部に発生する腺癌は大腸腫瘍の分類に準じる。粘液癌の場合は痔瘻癌との鑑別を要する。

3.1.2 管外型　Extramural（perianal）adenocarcinoma

痔瘻癌 Adenocarcinoma associated with anorectal fistula：長い痔瘻の既往がある患者に発生する癌で，クローン病に伴うことがある。粘液癌が多いが，他の組

織型の報告もある（図61）。

肛門腺癌 Adenocarcinoma of anal glands：粘液産生に乏しい管状構造を示す稀な腫瘍である。

3.2 扁平上皮癌　Squamous cell carcinoma

扁平上皮部から移行帯上皮部に発生し，ヒトパピローマウイルス（HPV）の関与が高頻度にみられる。肛門扁平上皮癌の発生に関わる HPV は主に HPV16，HPV18 などの高リスク型のもので，子宮頚癌と同様である。

3.3 腺扁平上皮癌　Adenosquamous carcinoma

腺癌と扁平上皮癌両方の成分を含む腫瘍で，直腸型の粘膜に由来するものと，移行帯から扁平上皮に由来するものが含まれている可能性がある。

3.4 カルチノイド腫瘍　Carcinoid tumor

大腸腫瘍の分類に準じる。

3.5 内分泌細胞癌　Endocrine cell carcinoma

大腸腫瘍の分類に準じるが，扁平上皮癌に由来する内分泌細胞癌の報告もある。

3.6 その他　Others

疣状癌 Verrucous carcinoma，基底細胞癌 Basal cell carcinoma，類基底細胞癌 Basaloid-squamous carcinoma などの報告がある。

4 悪性黒色腫　Malignant melanoma

肛門管悪性腫瘍の1〜3％を占め，典型的にはポリープ状の隆起性病変を形成するが，進行例では潰瘍性病変として発見されることもある。腫瘍細胞は上皮様のものから紡錘形細胞まで様々な形態をとりうる。メラニンを産生し黒色を呈するものが多いが，メラニン産生の目立たない症例も存在する（図62）。

5 乳房外 Paget 病　Extramammary Paget's disease

肛門周囲皮膚および性器周囲などのアポクリン腺の豊富な領域に発生し，肛門管に及ぶことがある。扁平上皮基底側〜全層性に，個細胞性あるいは胞巣を形成する腫瘍細胞を認める。腫瘍細胞は豊富で淡明な胞体と大型の核を有する（図63）。肛門周囲皮膚に Pagetoid な進展を示す直腸癌との鑑別を要することがある。

6 非上皮性腫瘍　Mesenchymal tumor

大腸腫瘍の分類に準じる。

7 悪性リンパ腫　Malignant lymphoma

大腸腫瘍の分類に準じる。

8 腫瘍様病変　Tumor-like lesion

大腸腫瘍の分類に準じるが，内痔核 Internal hemorrhoid，肛門腺の貯留嚢胞 Retention cyst，線維上皮性ポリープ Fibroepithelial polyp などがある。

9 その他　Others

2 大腸生検組織診断分類（Group分類）

大腸の内視鏡的生検材料（hot biopsyも含む）を対象とし，ポリペクトミー材料，内視鏡的粘膜切除材料，内視鏡的粘膜下層剝離材料や外科切除材料は除外する。Group分類は上皮性のものにのみ用い，非上皮性のものには用いない。このGroup分類は病変の診断（疾患）区分を明確にすることを目的とするものであるため，生検診断の際には診断名を記載し，それに各Group分類を併記することを原則とする。

Groupの内容

Group X：上皮成分が採取されていない標本，採取されていても挫滅や熱凝固で組織診断ができない標本がこの群に属する。

Group 1：正常粘膜および炎症性粘膜や過形成結節。

Group 2：細胞異型や構造異型などの点で，腫瘍性（腺腫，腺癌）か非腫瘍性か判断が困難である病変が含まれる。粘膜脱症候群などに伴い出現する異型腺管などがこれに相当する。

Group 3：この群の中には細胞異型および構造異型の点で幅のある病変が含まれるが，良性の腫瘍と判断されたものはこの群に入れる。

Group 4：(1) 生検診断に十分な腫瘍組織量が採取されており，癌を疑うが，構造異型度や細胞異型度から癌と確診しえない場合。(2) 癌を疑うが，腫瘍組織の量が少量で確診できない場合。(3) 癌を疑うが，採取された腫瘍組織の大部分で組織挫滅が高度である場合

Group 5：核異型（腫大核，核周の不整核，腫大核の極性喪失，濃いクロマチン，大型核小体）や細胞質の異常（粘液産生の著減，好塩基性胞体），および腺管構造の異常（不規則な分岐，蛇行，癒合など）から癌と判定される病変。この群には，粘液産生が高度でも核異型から癌と判定される病変や，粘液量がほとんどなく異型が高度の群までである。

注1：採取された組織量が少ないなどの理由で，Group分類を決めることが困難な場合は，無理に分類せずに，その組織所見（組織診断）のみを記載し，再生検の必要性などを臨床医に伝えることが重要である。

注2：潰瘍性大腸炎などの炎症性腸疾患では，慢性炎症を背景として腫瘍性か非腫瘍性かの鑑別が問題となる異型上皮が出現することがあるが，臨床的・病理学的に炎症性腸疾患であることが判っている場合は，Group分類を用いず，潰瘍性大腸炎に出現する異型上皮の病理組織学的判断基準*の異型度分類を用いて記載することが望ましい。しかしこのような異型上皮であっても，生検時に炎症性腸疾患であることが判明していない場合には，Group分類を用いて診断される場合もある（特にGroup 2）。その場合後に炎症性腸疾患であることが判明した段階で異型度分類を記載すればよい。

また，炎症性腸疾患においても通常の腺腫や癌が発生することもあり，その場合はGroup分類を用いる。

*厚生省特定疾患難治性炎症性腸管障害調査研究班：潰瘍性大腸炎に出現する異型上皮の病理組織学的判定基準：Surveillance colonoscopyへの応用を目的とした新判定基準の提案．日本大腸肛門病会誌，47：547-551，1994

注3：Group 2は腫瘍性か非腫瘍性か判断の困難な組織を含むので，詳細な臨床情報の収集や再生検の必要性などについて検討する。

【参考】Vienna classification of gastrointestinal epithelial neoplasia

生検のみならず，切除材料にも用いられる。炎症性腸疾患の腫瘍性病変にも用いられる。

Category 1	Negative for neoplasia/dysplasia
Category 2	Indefinite for neoplasia/dysplasia
Category 3	Non-invasive low grade neoplasia（low grade adenoma/dysplasia）
Category 4	Non-invasive high grade neoplasia
	4.1　High grade adenoma/dysplasia
	4.2　Non-invasive carcinoma（carcinoma in situ）*
	4.3　Suspicion of invasive carcinoma
Category 5	Invasive neoplasia（carcinoma）
	5.1　Intramucosal carcinoma#
	5.2　Submucosal carcinoma or beyond

*非浸潤とは明瞭な浸潤がないことを指す。
#粘膜固有層や粘膜筋板に浸潤している腫瘍。
WHOではnon-invasive neoplasiaをintraepithelial neoplasia（dysplasia）と呼んでいる。
(Schlemper RJ, et al. Gut 47：251-255, 2000 より引用)

3　検体の取扱い

3.1　生検材料の取扱い

生検検体は採取後速やかに10％中性緩衝ホルマリン液に浸漬する。推奨される固定時間は6時間以上72時間以内である。

3.2　外科切除標本の肉眼観察と処理方法

(1) 漿膜面の肉眼観察と触診
・漿膜・腸間膜浸潤，リンパ節転移の有無を調べる。
・浸潤・転移がある場合には，その位置，病巣縁から切除標本の両側切離端までの距離，浸潤・転移の広がりや性状を観察し，計測する。
・可能な限り多くのリンパ節を検索し，リンパ節番号ごと10％中性緩衝ホルマリン液に浸漬する。

(2) 切除検体の切開
・直腸では前壁に沿って切り開く。
・直腸以外の部位では，原則として間膜反対側に沿って切り開く。
・上記の切開法で病変部に当たる場合は，これを避けて切り開く。
(3) 切開検体の伸展
粘膜面を上にして固定版の上で，生体に近い状態まで伸展して不錆針を用いて貼り付ける。スケッチと，定規を添えた肉眼写真撮影を行う。
(4) 腫瘍および切除検体の計測（図19）
 (a) 切離端までの距離
・腫瘍の口側および肛門側辺縁より切除腸管の口側および肛門側切離端までの距離。
・直腸切断標本では腫瘍の下縁より歯状線までの距離および切離された皮膚縁までの距離。
 (b) 大きさと高さ
最大径×それと直交する径×高さ（mm）
 (c) 腫瘍の腸管環周率
腫瘍の最大横径÷腸管の横径×100（％）
 (d) 腫瘍の肉眼型
・潰瘍や粘膜内腫瘍部分を合併する場合，それらの大きさも記載する。
・0-Ⅰ型の場合は頭部の形・大きさ，茎の有無・長さも記載する。
(5) 検体の固定
1例ずつ新鮮な10％中性緩衝ホルマリン液で固定する。検体採取後，固定までの時間は3時間以内が望ましい。固定までに時間がかかる場合は，乾燥しないようにして30分以内に冷蔵庫一時保存することで対応する必要がある。ホルマリン液固定時間は6時間以上72時間以内が推奨される。
(6) 固定検体の処理
 (a) 肉眼観察と写真撮影
新鮮検体と同様に肉眼観察や計測，記載，定規を添えた写真撮影を行う。
 (b) 切り出し（図20）
・癌の壁深達度が最も深い部や粘膜面からの観察にて必要と思われる組織像の部が出るように，病変部に割を入れる。
・原則として，腸管の縦軸に沿う方向で腫瘍をおおよそ5～6mm間隔で切り出す。
・状況によっては，腫瘍の縦径に直角な方向や，最大径に沿って切り出してもよい。
・割面を観察し，壁深達度，漿膜，外膜，間膜および隣接臓器浸潤，腸管に付着するリンパ節の有無を判定の上，標本化する組織片を選択する。割面

からも口側・肛門側切離端までの距離，剝離面より腫瘍までの距離を評価し記載する。
・小さい病変や早期癌と判断される病変は2～4 mmの幅で平行に全割し，腫瘍全体を組織標本とする。
・再構築のため割を入れた後，再度，粘膜面からの写真撮影を行うことが勧められる。
・虫垂は病変に応じて縦軸（縦切り）または横軸（輪切り）で割を入れる。虫垂では，輪切りにすると間膜との関係が分かりやすい。
・写真やスケッチでは，原則として粘膜面は上，遠位側（肛門側）は向かって左とする。
・病理組織診断に際して，割線を入れた写真上で腫瘍の進展範囲と浸潤範囲をマッピングし，腫瘍の大きさ（長径とそれに直交する短径）を記載する。

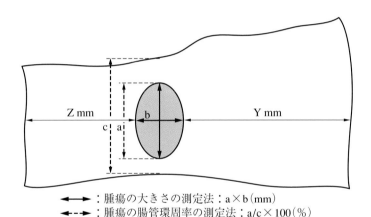

　　　◀──▶：腫瘍の大きさの測定法：a×b(mm)
　　　◀--▶：腫瘍の腸管環周率の測定法：a/c×100(％)
図19　切除材料での計測法

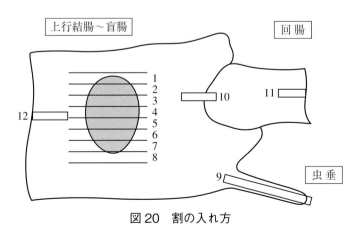

図20　割の入れ方

3.3 内視鏡切除検体の取扱い

1病巣に対して1回のみの切除行為を行った場合を一括切除，複数回の切除行為を行った場合を分割切除と定義する。

(1) 検体の伸展と固定

　(a) 表面型

　　切除後は，口側・肛門側を明記した後，速やかに内視鏡観察所見における腫瘍径と矛盾しない程度に伸展固定して，10％中性緩衝ホルマリンに浸漬する。推奨される固定時間は6時間以上72時間以内である。

　(b) 隆起型（ポリープ）

　　そのまま，10％中性緩衝ホルマリン液に浸漬する。推奨される固定時間は6時間以上72時間以内である。

(2) 固定検体の処理

　(a) 肉眼観察と記載

　　内視鏡切除検体の大きさ（長軸と短軸），腫瘍の大きさ（長径とそれに直交する短径），肉眼型，茎の有無と長さ，粘膜模様・色調，切除断端から病変までの距離を記述する。断端評価のために，切離縁にインクを塗布するのもよい。

　(b) 切り出し（図21）

　　有茎性病変で茎幅が2 mm以上の病変

　　　パラフィンブロックの粗削り分を考慮して，茎の中心部から1 mmずらして，2 mm間隔で切り出す。中心部以外の組織片もすべて組織標本として検討する。

　　有茎性病変で茎幅が2 mm未満の病変

　　　茎は切り出さずに，茎全体が含まれるパラフィンブロックとし，粗削りと薄切で茎の中心が出るようにする。

　　無茎性隆起型ないし表面型の病変

　　　・腫瘍と水平断端に最も近い部分が評価できるように割を入れる。さらにこの割にほぼ平行に2 mm〜3 mmの間隔で全割する。

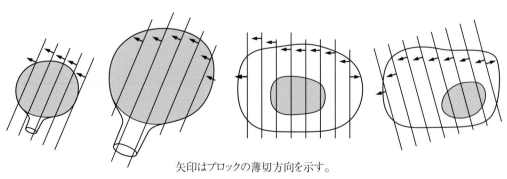

矢印はブロックの薄切方向を示す。

図21　内視鏡的切除標本の切り出し方

・肉眼的に粘膜下浸潤が疑われる部位を切り出す場合，最も深い壁深達度と推定される部位から1 mmほどずらして切り出す。

(c) 写真撮影とマッピング

・再構築のため割線を入れる前と入れた後の肉眼写真を，定規を添えて撮影する。
・病理組織診断に際して，割線を入れた写真上で腫瘍の進展範囲と浸潤範囲をマッピングし，腫瘍の大きさ（長径とそれに直交する短径）を記載する。

附-組織図譜

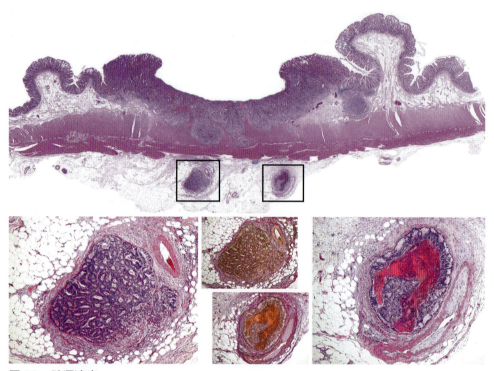

図22 壁深達度
固有筋層の中層まで浸潤する中分化管状腺癌であるが，漿膜下組織に非連続的な癌胞巣（EX）を2箇所に認める（上図）。これらの癌胞巣は，強拡大および elastica van Gieson 染色で周囲に明瞭な弾性線維束を有しており，直接浸潤より深い層に存在する静脈侵襲であることがわかる（下図）。このように癌浸潤は固有筋層であるが，静脈侵襲が漿膜下組織に見られた場合，壁深達度は EX が存在する pT3 と判定し，pT3(V)-MP と表記する。

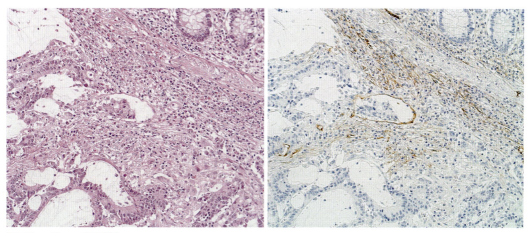

図 23　リンパ管侵襲
内皮を有する空隙内に腫瘍細胞の侵入が見られる。空隙内皮細胞は D2-40 陽性である。D2-40 は周囲間質線維芽細胞にも発現が見られるため，内皮細胞における発現を確認することが重要である。
左図：HE 染色，右図：D2-40 免疫染色

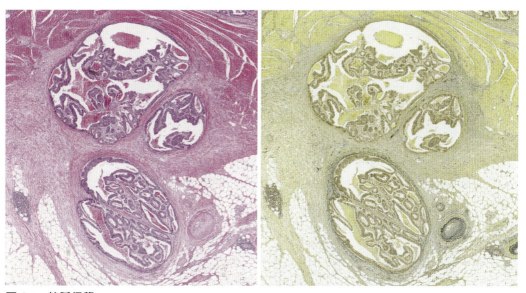

図 24　静脈侵襲
既存の動脈周囲に血管様構造で覆われた腫瘍胞巣が認められる。Elastica van Gieson（EVG）染色において半周以上の弾性板が確認され，V と判定される病巣である。
左図：HE 染色，右図：EVG 染色

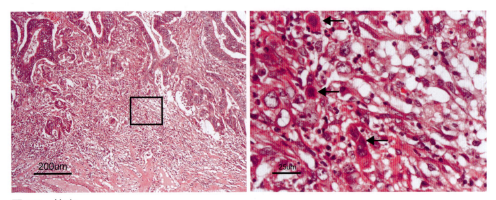

図25　簇出
癌の発育先進部間質に浸潤性に存在する単個または5個未満の構成細胞からなる癌胞巣（矢印）。
右図は左図の四角部分。

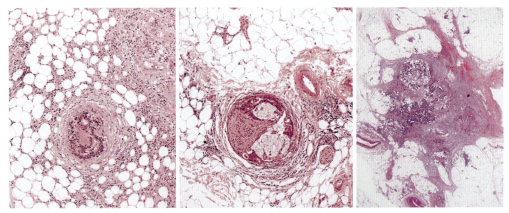

図26　リンパ節構造のない壁外非連続性癌進展病巣（EX）
左図：脈管侵襲病巣，中図：神経侵襲病巣，右図：脈管/神経侵襲病巣以外のEX（tumor nodule：ND）

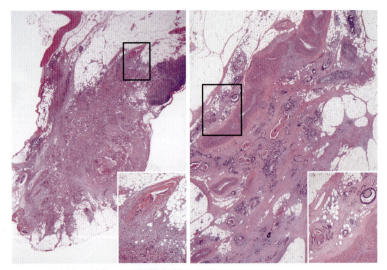

図27　静脈，神経への侵襲を伴うND
左図：ND（V＋），右図：ND（Pn＋）

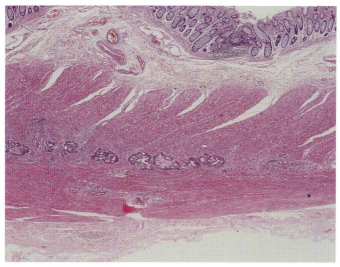

図 28　神経侵襲（Pn）
壁内 Pn 病巣。Auerbach 神経叢を置換するように進展する癌巣が認められる。

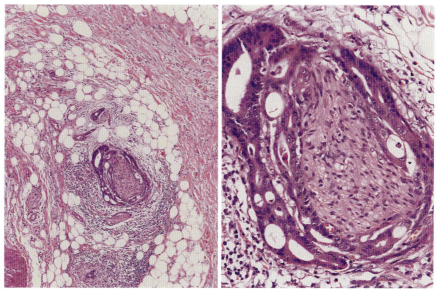

図 29　神経侵襲（Pn）
孤立性に存在する壁外の Pn 病巣。

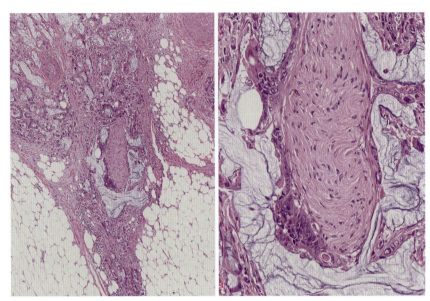

図30　神経侵襲（Pn）
主病巣の一部に存在する壁外の Pn 病巣。

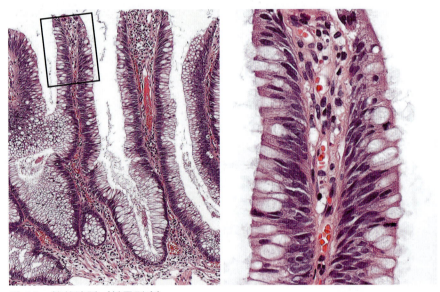

図31　管状腺腫（低異型度）
粘液産生の高い低異型度の管状腺腫。増殖の強い部分は腺管の表層部にあり，腺腫細胞は深部で粘液産生の高い細胞へ分化している（左図）。増殖の強い部分では細い紡錘形核が極性を保ちながら偽重層している（右図）。

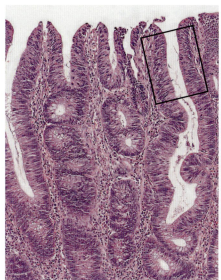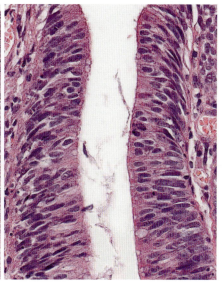

図 32　管状腺腫（低異型度）
粘液産生の低い低異型度の管状腺腫。増殖の強い部分は腺管の表層部にある。（左図）。表層の増殖の強い部分では紡錘形核が偽重層しているが（右図），深部では核は紡錘形で基底側約 1/2 に整然と配列している（左図）。

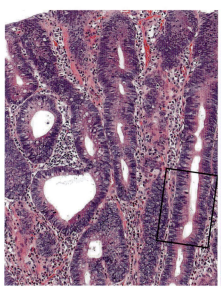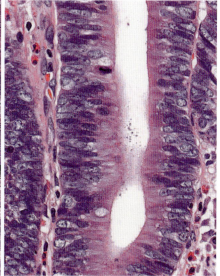

図 33　管状腺腫（高異型度）
粘液産生の低い高異型度の管状腺腫。腺管の拡張や蛇行がみられる。増殖の強い部分は表層部にあり，ここでは核の偽重層が目立ち，核分裂像が多い（左図）。増殖の弱い部分でも核分裂像が散見される（右図）。核の偽重層の程度は上皮の高さの約 1/2 で，核は卵円化し（核の短軸の増大），明調で小さな好塩基性の核小体を含む。

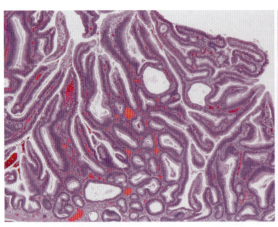 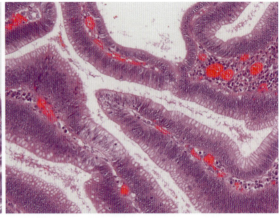

図34 管状絨毛腺腫
蛇行・拡張のみられる管状構造と先の尖った絨毛状構造が混在する。核の偽重層を示す増殖の強い部分は中層から表層にかけてみられる（左図）。紡錘形核が基底側約1/2に整然と極性を保って配列している（右図）。

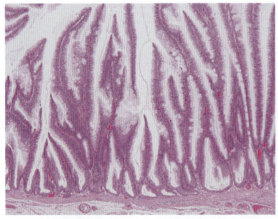 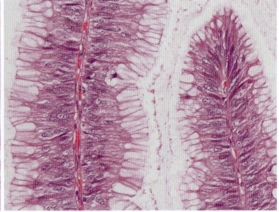

図35 絨毛腺腫
上皮は先の尖った絨毛状（乳頭状）構造を呈し、粘膜固有層は狭く、底部が粘膜筋板に近接する（左図）。個々の絨毛状構造は間質成分の乏しい血管軸を有する。核はやや不整で小さな核小体を含むが基底側の約1/2に配列する（右図）。

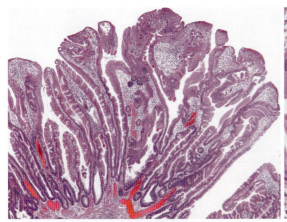
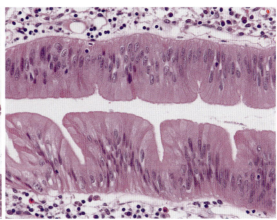
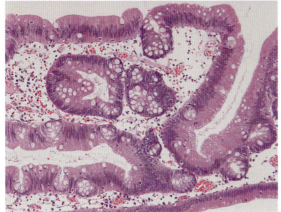

図36　鋸歯状腺腫
全体に乳頭状増殖を示すポリープである。管腔の鋸歯状構造が弱拡大でも観察される（上左図）。腫瘍細胞は好酸性〜弱好酸性胞体と短紡錘形核を有し，杯細胞に乏しい。鋸歯状部分では核が基底側から遊離し，偽重層化を示す（上右図）。異所性陰窩（ectopic crypt formation, ECF）も特徴的所見とされている（下図）。

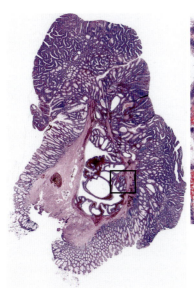
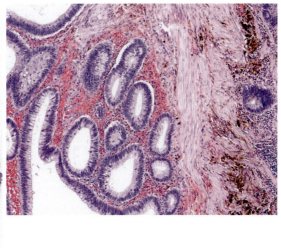

図37　腺腫の粘膜下層への偽浸潤
低異型度管状腺腫の腺管が粘膜下層へ偽浸潤している（左図）。偽浸潤部分の異型腺管は粘膜固有層を伴っている。間質には出血・ヘモジデリン沈着がみられる（右図）。

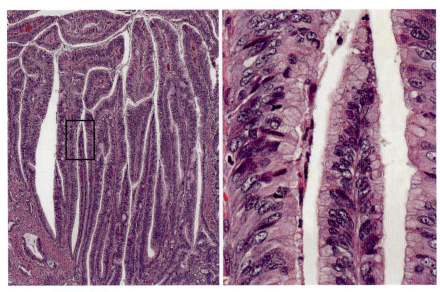

図38 乳頭腺癌（pap）
乳頭状ないし絨毛状構造を示す進行癌（左図）。核は円形・卵円形で腫大し（核の短軸の増大），偽重層している。管腔側の細胞質に粘液空胞がみられる（右図）。

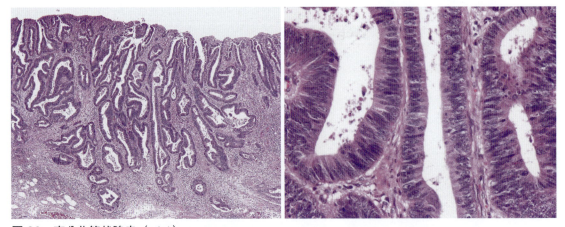

図39 高分化管状腺癌（tub1）
明瞭な管状構造が主体の腺癌が浸潤性に増殖している（左図）。核の極性は比較的保たれているが，紡錘形から類円形で腫大し，クロマチンは粗造で，核小体の目立つものも多い（右図）。

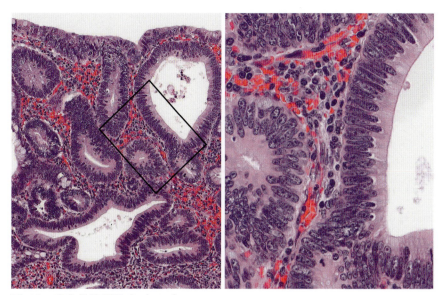

図40　高分化管状腺癌（tub1）
腫瘍腺管の拡張と蛇行がみられる（左図）。核の偽重層化は上皮の高さの1/2をやや超える。核は腫大し，密度が高く，クロマチンに富み，核小体が目立つ。細胞質は好酸性で，粘液産生はほとんどみられない。

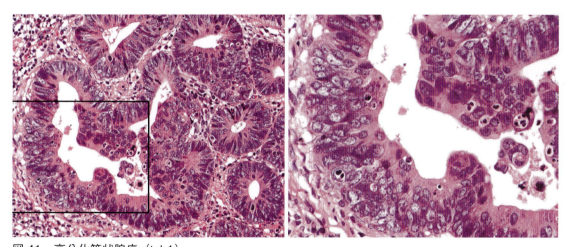

図41　高分化管状腺癌（tub1）
粘液産生がほとんどない，細胞異型度の高い高分化管状腺癌。円形・卵円形化した核は著明な偽重層化を示す（粘膜内癌）。

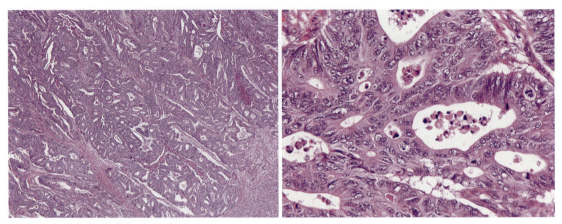

図42　中分化管状腺癌（tub2）
大小の篩状構造が癒合するように増殖する中分化腺癌（左図）。核小体の目立つ腫大した核を持つ円柱細胞からなり，管腔内には壊死細胞が貯留する（右図）。

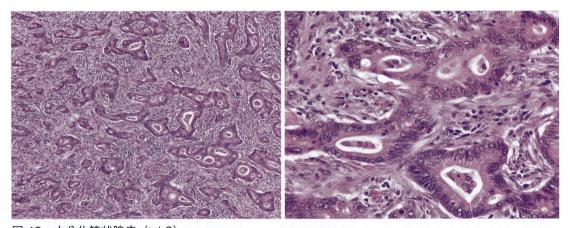

図43　中分化管状腺癌（tub2）
中〜小型の管状構造が増殖する中分化腺癌。背景には強い線維化がみられる（左図）。小型円形核を持つ円柱細胞からなる腺管が不規則に吻合している（右図）。

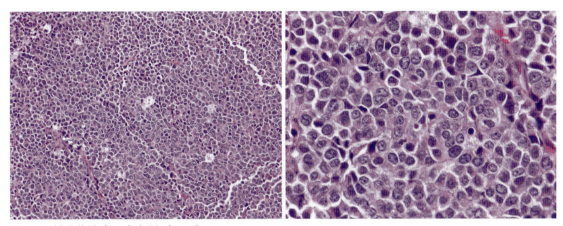

図44　低分化腺癌，充実型（por1）
癌細胞が充実性に増殖し，間質は乏しい腫瘍（左図）。核は円形・類円形で弱好酸性〜一部泡沫状の細胞質を有する。

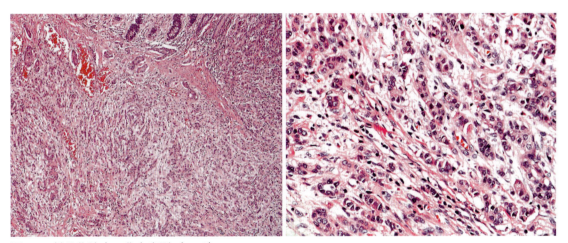

図45　低分化腺癌，非充実型（por2）
細い索状構造が主体で，腺管形成に乏しく線維成分が多い腺癌（por2）。腫瘍は粘液産生が極めて低い癌細胞からなる。

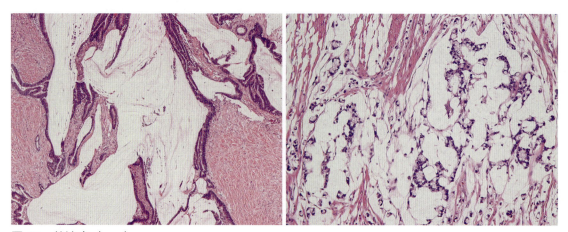

図46 粘液癌（muc）
腫瘍が粘液結節（粘液湖）を形成している。管状腺癌や乳頭腺癌を含む高分化型粘液癌（左図）と低分化管状腺癌や印環細胞癌が細胞外に多量の粘液を分泌して形成された低分化型粘液癌（右図）に分けられる。

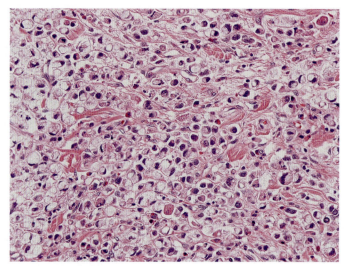

図47 印環細胞癌（sig）
細胞内に多量の粘液を有するが，細胞外分泌は乏しい。

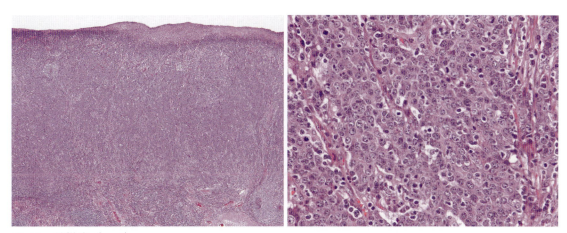

図 48　髄様癌（med）
充実性，シート状に増殖する低分化腺癌で周囲に強いリンパ球浸潤が認められる（左図）。好酸性胞体と核小体の目立つ核を有する細胞からなり，上皮内リンパ球浸潤も目立つ（右図）。本規約第 7 版では低分化腺癌，充実型（por1）に含まれていた。

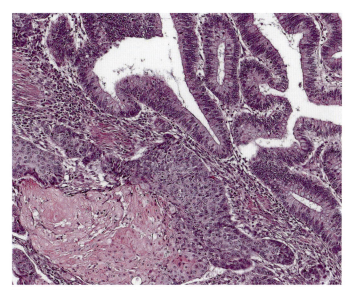

図 49　腺扁平上皮癌（asc）
高分化管状腺癌と扁平上皮癌とが併存している。

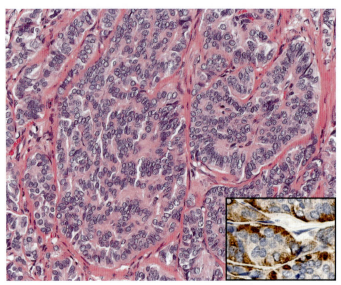

図50　カルチノイド腫瘍
直腸のカルチノイド腫瘍（粘膜下層の部分）。ほぼ均一に小型で，円形・卵円形の核を有する細胞が索状やリボン状の配列をとって増殖している。一般に，核分裂像はほとんど認められない。間質は毛細血管に富む。クロモグラニン陽性細胞が多数みられる（挿入図）。

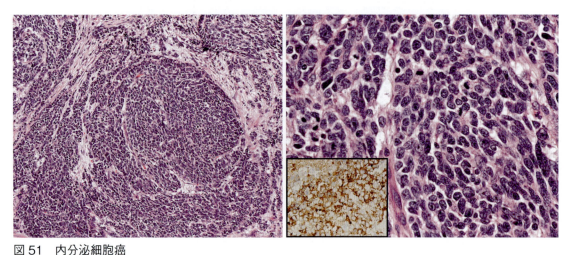

図51　内分泌細胞癌
細胞質に乏しく，大きさがほぼ均一な，小型ないし中型の癌細胞が大型充実性ないし索状構造をとって増殖し，血管間質に富む（左右図）。一般に，核は，カルチノイド腫瘍のそれに比べて大きく，クロマチンに富み，核小体は目立たず，核分裂像は多い。クロモグラニン陽性細胞が多数みられる（挿入図）。

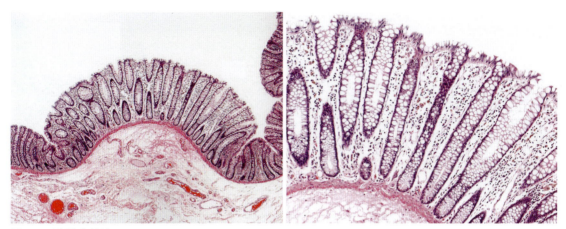

図52 過形成結節
限局した過形成腺管がみられるが，鋸歯状構造はみられない。

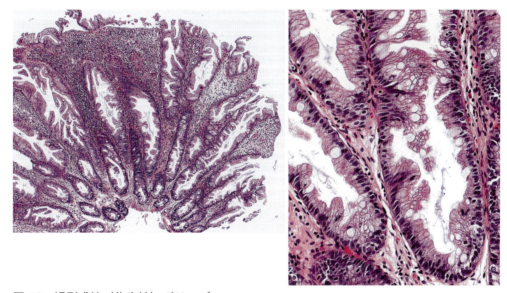

図53 過形成性（化生性）ポリープ
鋸歯状構造を伴う隆起性病変で，構成細胞は弱好酸性の細胞質を有し，腫瘍性異型を欠いている。増殖の強い部分は腺管の深層部にある。

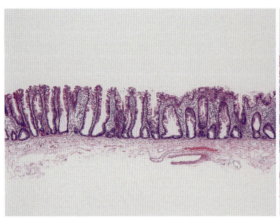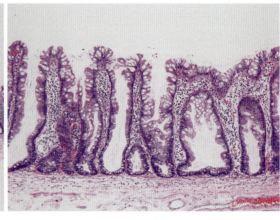

図54 無茎性鋸歯状腺腫/ポリープ（SSA/P）
過形成性ポリープに類似した鋸歯状病変であるが，陰窩の拡張，不規則分岐と陰窩底部の水平方向への変形（逆T字，L字型）がみられる。

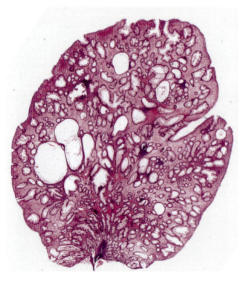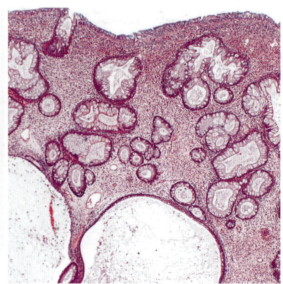

図55 若年性ポリープ
間質成分の多いポリープで拡張した腺管を認める（左図）。粘膜表層部の粘膜固有層に毛細血管，線維芽細胞および線維組織の増加，さらに，好酸球，形質細胞およびリンパ球の増加で間質は広く，腺管は小嚢胞状に拡張している。粘膜筋板の介在は認められない。

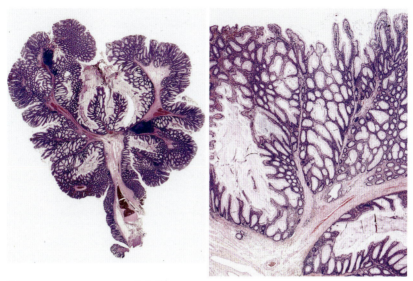

図 56　Peutz-Jeghers 症候群
樹枝状に分岐する粘膜筋板を軸として，上皮が単純過形成を示し，腺管は拡張している。

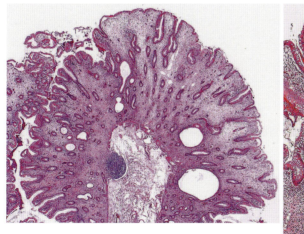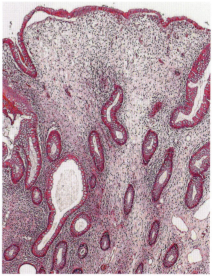

図 57　Cronkhite-Canada 症候群
粘膜内に高度の浮腫がびまん性にみられ，軽度から中等度の慢性炎症細胞浸潤を伴う。また，腺管の延長・拡張もみられる。このために，粘膜のびまん性肥厚が顕著である。この肥厚は特に半月襞の先端で高度で，ポリープ状の形態をとることもある。

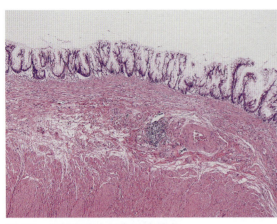
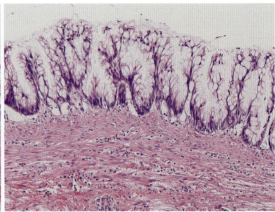

図 58 低異型度虫垂粘液性腫瘍
一層の粘液産生細胞が低乳頭状に増生している（左図）。細胞異型は軽度である（右図）。

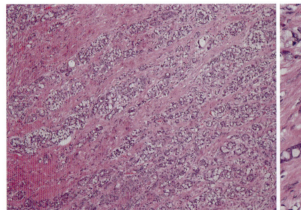
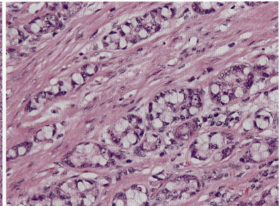

図 59 杯細胞型カルチノイド
杯細胞に似た粘液産生性の細胞が小集塊～索状・個細胞性に増殖する。カルチノイドという名称は残るが，腺癌の一亜型とする。

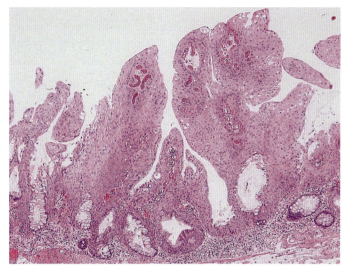

図60 肛門管の尖圭コンジローマ
扁平上皮細胞が乳頭状に増殖するが，表層分化が明瞭で細胞異型に乏しい。

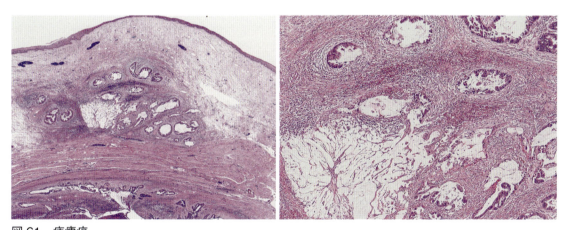

図61 痔瘻癌
肛門部扁平上皮下から内括約筋内，さらに深部に痔瘻孔に沿って腺癌の増殖を認める（左図）。粘液癌の成分を有する高分化腺癌である（右図）。

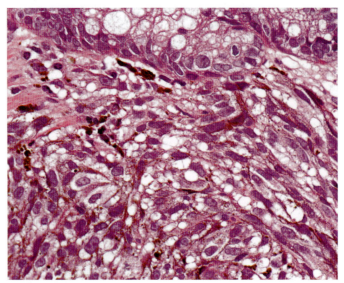

図62 悪性黒色腫
腫瘍細胞内にメラニン色素が認められる。核は類円形，紡錘形で，明瞭な核小体を持つ。

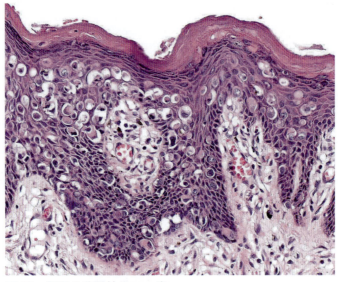

図63 肛門の乳房外 Paget 病
表皮内に Paget 細胞（細胞質は広く弱好酸性で，大型核を有する円形ないし卵円形の細胞）が多数みられる。

附-TNM 分類・所見の要約・切除標本の病理学的記載事項（チェックリスト）・略語表

附-1 TNM 分類（UICC 8th edition）

附-1-1 大腸の TNM 分類

結腸および直腸（ICD-O-3 C18-C20）

T-原発腫瘍
- TX　原発腫瘍の評価が不可能
- T0　原発腫瘍を認めない
- Tis　上皮内癌：粘膜固有層に浸潤
- T1　粘膜下層に浸潤する腫瘍
- T2　固有筋層に浸潤する腫瘍
- T3　漿膜下層，または腹膜被覆のない結腸もしくは直腸の周囲組織に浸潤する腫瘍
- T4　臓側腹膜を貫通する腫瘍，および/または他の臓器または構造に直接浸潤する腫瘍
    - T4a　臓側腹膜を貫通する腫瘍
    - T4b　他の臓器または構造に直接浸潤する腫瘍

N-領域リンパ節
- NX　領域リンパ節の評価が不可能
- N0　領域リンパ節転移なし
- N1　1～3個の領域リンパ節転移
    - N1a　1個の領域リンパ節転移
    - N1b　2～3個の領域リンパ節転移
    - N1c　漿膜下層または腹膜被覆のない結腸もしくは直腸の周囲軟部組織内に腫瘍デポジットすなわち衛星結節があるが，領域リンパ節転移なし
- N2　4個以上の領域リンパ節転移
    - N2a　4～6個の領域リンパ節転移
    - N2b　7個以上の領域リンパ節転移

M-遠隔転移
- M0　遠隔転移なし
- M1　遠隔転移あり
    - M1a　1臓器（肝臓，肺，卵巣，領域リンパ節以外のリンパ節）に限局する転移で腹膜転移なし
    - M1b　2つ以上の臓器への転移
    - M1c　他の臓器への転移の有無にかかわらず腹膜への転移

病期

0期	Tis	N0	M0
Ⅰ期	T1, T2	N0	M0
Ⅱ期	T3, T4	N0	M0
ⅡA期	T3	N0	M0
ⅡB期	T4a	N0	M0
ⅡC期	T4b	N0	M0
Ⅲ期	Tに関係なく	N1, N2	M0
ⅢA期	T1, T2	N1	M0
	T1	N2a	M0
ⅢB期	T1, T2	N2b	M0
	T2, T3	N2a	M0
	T3, T4a	N1	M0
ⅢC期	T3, T4a	N2b	M0
	T4a	N2a	M0
	T4b	N1, N2	M0
Ⅳ期	Tに関係なく	Nに関係なく	M1
ⅣA期	Tに関係なく	Nに関係なく	M1a
ⅣB期	Tに関係なく	Nに関係なく	M1b
ⅣC期	Tに関係なく	Nに関係なく	M1c

結腸および直腸の進行度分類（表）

M-遠隔転移		M0				M1		
						M1a	M1b	M1c
N-領域リンパ節		N0	N1 (N1a/N1b/N1c)	N2a	N2b	Nに関係なく		
T-原発腫瘍	Tis	0						
	T1	Ⅰ	ⅢA			ⅣA	ⅣB	ⅣC
	T2	Ⅰ	ⅢA	ⅢB				
	T3	ⅡA		ⅢB	ⅢC			
	T4a	ⅡB			ⅢC			
	T4b	ⅡC						

（TNM悪性腫瘍の分類，第8版，金原出版，2017より引用，表は同書より作成）

本規約と TNM 分類の対照表

<table>
<tr><th></th><th colspan="2">本規約</th><th colspan="2">TNM 分類*</th></tr>
<tr><td rowspan="12">壁深達度</td><td>TX</td><td>壁深達度の評価ができない</td><td>TX</td><td>原発腫瘍の評価が不可能</td></tr>
<tr><td>T0</td><td>癌を認めない</td><td>T0</td><td>原発腫瘍を認めない</td></tr>
<tr><td>Tis</td><td>癌が粘膜内にとどまり，粘膜下層に及んでいない</td><td>Tis</td><td>上皮内癌：粘膜固有層に浸潤</td></tr>
<tr><td>T1a</td><td>癌が粘膜下層（SM）までにとどまり，浸潤距離が 1000 μm 未満である</td><td>T1</td><td>粘膜下層に浸潤する腫瘍</td></tr>
<tr><td>T1b</td><td>癌が粘膜下層（SM）までにとどまり，浸潤距離が 1000 μm 以上であるが固有筋層（MP）に及んでいない</td><td></td><td></td></tr>
<tr><td>T2</td><td>癌が固有筋層まで浸潤し，これを越えない</td><td>T2</td><td>固有筋層に浸潤する腫瘍</td></tr>
<tr><td>T3</td><td>癌が固有筋層を越えて浸潤している
漿膜を有する部位では癌が漿膜下層にとどまる
漿膜を有しない部位では癌が外膜までにとどまる</td><td>T3</td><td>漿膜下層，または腹膜被覆のない結腸もしくは直腸の周囲組織に浸潤する腫瘍</td></tr>
<tr><td>T4a</td><td>癌が漿膜表面に接しているか，またはこれを破って腹腔に露出しているもの</td><td>T4a</td><td>臓側腹膜を貫通する腫瘍</td></tr>
<tr><td>T4b</td><td>癌が直接他臓器に浸潤している</td><td>T4b</td><td>他の臓器または組織に直接浸潤する腫瘍</td></tr>
<tr><td colspan="2">注：EX のうち脈管/神経侵襲病巣は壁深達度として判定する</td><td colspan="2">注：腫瘍デポジットは壁深達度の判定には用いない</td></tr>
<tr><td rowspan="13">リンパ節転移</td><td>NX</td><td>リンパ節転移の程度が不明である</td><td>NX</td><td>領域リンパ節の評価が不可能</td></tr>
<tr><td>N0</td><td>領域リンパ節転移を認めない</td><td>N0</td><td>領域リンパ節転移なし</td></tr>
<tr><td>N1</td><td>腸管傍リンパ節と中間リンパ節の転移が 1-3 個</td><td>N1</td><td>1-3 個の領域リンパ節転移</td></tr>
<tr><td>N1a</td><td>腸管傍リンパ節と中間リンパ節の転移が 1 個</td><td>N1a</td><td>1 個の領域リンパ節転移</td></tr>
<tr><td>N1b</td><td>腸管傍リンパ節と中間リンパ節の転移が 2-3 個</td><td>N1b</td><td>2-3 個の領域リンパ節転移</td></tr>
<tr><td></td><td></td><td>N1c</td><td>漿膜下層または腹膜被覆のない結腸もしくは直腸の周囲軟部組織内に腫瘍デポジットすなわち衛星結節があるが，領域リンパ節転移なし</td></tr>
<tr><td>N2</td><td>腸管傍リンパ節と中間リンパ節の転移が 4 個以上</td><td>N2</td><td>4 個以上の領域リンパ節転移</td></tr>
<tr><td>N2a</td><td>腸管傍リンパ節と中間リンパ節の転移が 4-6 個</td><td>N2a</td><td>4-6 個の領域リンパ節転移</td></tr>
<tr><td>N2b</td><td>腸管傍リンパ節と中間リンパ節の転移が 7 個以上</td><td>N2b</td><td>7 個以上の領域リンパ節転移</td></tr>
<tr><td>N3</td><td>主リンパ節に転移を認める。下部直腸癌では主リンパ筋あるいは側方リンパ節に転移を認める</td><td></td><td></td></tr>
<tr><td colspan="2">注：EX のうち ND（tumor nodule）はリンパ節として取扱い，ND の個数はリンパ節転移個数に計上する。</td><td colspan="2">注：腫瘍デポジットのうちリンパ節が癌に置換されたものと病理医が判断するもののみをリンパ節として取扱い，その数をリンパ節転移個数に計上する。</td></tr>
</table>

（つづく）

遠隔転移	M0　遠隔転移を認めない M1　遠隔転移を認める 　M1a　1臓器に遠隔転移を認める 　M1b　2臓器以上 　M1c　腹膜転移を認める 　　　M1c1　腹膜転移のみ 　　　M1c2　腹膜転移と他臓器転移	M0　遠隔転移なし M1　遠隔転移あり 　M1a　1臓器に限局する転移で腹膜転移なし 　M1b　2臓器以上 　M1c　腹膜への転移
	EX：EXには脈管/神経侵襲として限局した病巣と，それ以外の病巣（脈管侵襲や神経侵襲が主たる病巣ではない非連続性癌進展病巣：ND）がある（32頁）。 壁深達度の判定に関して，TNM分類は脈管侵襲病巣を考慮しない点で本規約と相違している。例えば，直接浸潤がSMにとどまる癌でMPに静脈侵襲病巣がある場合の壁深達度は，本規約では最深部である静脈侵襲病巣を評価してpT2であるが，静脈侵襲病巣を考慮しないTNM分類ではpT1である。この場合の壁深達度と脈管侵襲病巣の情報はそれぞれ以下のように表記される。 本規約：pT2(V)-SM（11頁） TNM分類：pT1, V1 (muscularis propria) なお，神経侵襲病巣はTNM分類においても壁深達度として判定される。	腫瘍デポジット†（衛星結節）は原発腫瘍の腸管周囲脂肪組織のリンパ流路に独立して存在する肉眼的または顕微鏡的な腫瘍結節で，原発巣からは非連続的であり，かつ組織学的にリンパ節構造の遺残や脈管または神経構造が特定できないものである。H&E，弾性線維などの染色で血管壁が特定できる場合は，静脈侵襲（V1/2），またはリンパ管侵襲（L1）と分類するべきである。同様に，神経構造が特定できる場合は，神経周囲浸潤（Pn1）と分類するべきである。腫瘍デポジットの存在により原発腫瘍のTカテゴリーは変わらないが，病理学的検査ですべての領域リンパ節が陰性であれば，リンパ節の状態（N）はpN1cとなる。 †原文は tumour deposits

*TNM悪性腫瘍の分類　第8版　日本語版，金原出版，2017年より引用

附 1-2　虫垂の TNM 分類

虫垂（ICD-O-3 C18.1）

T-原発腫瘍

TX　原発腫瘍の評価が不可能
T0　原発腫瘍を認めない
Tis　上皮内癌：上皮内または粘膜固有層に浸潤
Tis（LAMN）　虫垂に限局する低異型度虫垂粘液性新生物（固有筋層に進展することもある無細胞性粘液または粘液性上皮による浸潤として定義される）
T1　粘膜下層に浸潤する腫瘍
T2　固有筋層に浸潤する腫瘍
T3　漿膜下層または虫垂間膜に浸潤する腫瘍
T4　臓側腹膜を貫通する腫瘍で，粘液性腹膜腫瘍または虫垂もしくは虫垂間膜の漿膜上の無細胞性粘液を含むもの，および/または他の臓器もしくは構造に直接浸潤する腫瘍
　T4a　臓側腹膜を貫通する腫瘍で，粘液性腹膜腫瘍または虫垂もしくは虫垂間膜の漿膜上の無細胞性粘液を含むもの
　T4b　他の臓器または構造に直接浸潤する腫瘍

N-領域リンパ節

NX　領域リンパ節の評価が不可能
N0　領域リンパ節転移なし
N1　1～3個の領域リンパ節転移
　N1a　1個の領域リンパ節転移
　N1b　2～3個の領域リンパ節転移
　N1c　漿膜下層または腹膜被覆のない結腸もしくは直腸の周囲軟部組織内に腫瘍デポジットすなわち衛星結節があるが，領域リンパ節転移なし
N2　4個以上の領域リンパ節転移

M-遠隔転移

M0　遠隔転移なし
M1　遠隔転移あり
　M1a　腹腔内の腫瘍細胞を伴わない粘液のみ*
　M1b　腹膜転移のみ（腫瘍細胞を伴う粘液を含む）**
　M1c　腹膜転移以外の遠隔転移あり

原文は
* "Intraperitoneal acellular mucin only"
** "Intraperitoneal metastasis only, including mucinous epithelium".
（上記日本語訳は大腸癌取扱い規約編者による）

G-病理組織学的分化度分類

GX　分化度の評価が不可能
G1　高分化
G2　中分化
G3　低分化

病期

0 期	Tis	N0	M0	
0 期	Tis（LAMN）	N0	M0	
Ⅰ期	T1, T2	N0	M0	
ⅡA 期	T3	N0	M0	
ⅡB 期	T4a	N0	M0	
ⅡC 期	T4b	N0	M0	
ⅢA 期	T1, T2	N1	M0	
ⅢB 期	T3, T4	N1	M0	
ⅢC 期	T に関係なく	N2	M0	
ⅣA 期	T に関係なく	N に関係なく	M1a	G に関係なく
	T に関係なく	N に関係なく	M1b	G1
ⅣB 期	T に関係なく	N に関係なく	M1b	G2, G3, GX
ⅣC 期	T に関係なく	N に関係なく	M1c	G に関係なく

虫垂癌の進行度分類（表）

M-遠隔転移			M0			M1a	M1b	M1b	M1c
N-領域リンパ節 G-組織グレード			N0	N1	N2	N・G に関係なく	N に関係なく G1	N に関係なく G2/G3/GX	N・G に関係なく
T-原発腫瘍	Tis・Tis（LAMN）		0						
	T1		Ⅰ		ⅢA				
	T2								
	T3		ⅡA		ⅢC	ⅣA	ⅣB	ⅣC	
	T4a		ⅡB		ⅢB				
	T4b		ⅡC						

（TNM 悪性腫瘍の分類，第 8 版，金原出版，2017 より引用，表は同書より作成）

附1-3 肛門管のTNM分類
肛門管および肛門周囲皮膚（ICD-O-3 C21，ICD-O-3 C44.5）

T-原発腫瘍

TX　原発腫瘍の評価が不可能
T0　原発腫瘍を認めない
Tis　上皮内癌，ボーエン病，高度扁平上皮内病変（HSIL），肛門上皮内新生物Ⅱ-Ⅲ（AINⅡ-Ⅲ）
T1　最大径が2cm以下の腫瘍
T2　最大径が2cmをこえるが5cm以下の腫瘍
T3　最大径が5cmをこえる腫瘍
T4　大きさに関係なく隣接臓器に浸潤する腫瘍．たとえば，腟，尿道，膀胱への浸潤*
＊直腸壁，肛門周囲皮膚，皮下組織，または肛門括約筋のみへの浸潤はT4に分類しない．

N-領域リンパ節

NX　領域リンパ節の評価が不可能
N0　領域リンパ節転移なし
N1　領域リンパ節転移あり
　　N1a　鼠径リンパ節，直腸間膜リンパ節，および/または内腸骨リンパ節への転移
　　N1b　外腸骨リンパ節への転移
　　N1c　外腸骨リンパ節ならびに，鼠径リンパ節，直腸間膜リンパ節および/または内腸骨リンパ節への転移

M-遠隔転移

M0　遠隔転移なし
M1　遠隔転移あり

病期

病期	T	N	M
0期	Tis	N0	M0
Ⅰ期	T1	N0	M0
ⅡA期	T2	N0	M0
ⅡB期	T3	N0	M0
ⅢA期	T1, T2	N1	M0
ⅢB期	T4	N0	M0

| ⅢC期 | T3, T4 | N1 | M0 |
| Ⅳ期 | Tに関係なく | Nに関係なく | M1 |

肛門管癌の進行度分類(表)

M-遠隔転移		M0		M1
N-領域リンパ節		N0	N1	Nに関係なく
T-原発腫瘍	Tis	0	ⅢA	Ⅳ
	T1	Ⅰ		
	T2	ⅡA		
	T3	ⅡB	ⅢC	
	T4	ⅢB		

(TNM悪性腫瘍の分類,第8版,金原出版,2017より引用,表は同書より作成)

附1-4　大腸と虫垂のカルチノイド（高分化型神経内分泌腫瘍（G1およびG2））

結腸および直腸

T-原発腫瘍
- TX　原発腫瘍の評価が不可能
- T0　原発腫瘍を認めない
- T1　粘膜固有層もしくは粘膜下層に浸潤する腫瘍，または大きさが2cm以下の腫瘍
    - T1a　大きさが1cm未満の腫瘍
    - T1b　大きさが1〜2cmの腫瘍
- T2　固有筋層に浸潤する腫瘍，または大きさが2cmをこえる腫瘍
- T3　漿膜下層，または腹膜被覆のない結腸もしくは直腸の周囲組織に浸潤する腫瘍
- T4　臓側腹膜を貫通する腫瘍，または他の臓器に浸潤する腫瘍

N-領域リンパ節
- NX　領域リンパ節の評価が不可能
- N0　領域リンパ節転移なし
- N1　領域リンパ節転移あり

M-遠隔転移
- M0　遠隔転移なし
- M1　遠隔転移あり
    - M1a　肝転移のみ
    - M1b　肝外転移のみ
    - M1c　肝転移および肝外転移

大腸カルチノイドの進行度分類（表）

M-遠隔転移		M0		M1
N-領域リンパ節		N0	N1	Nに関係なく
T-原発腫瘍	T1	I	ⅢB	Ⅳ
	T2	ⅡA		
	T3	ⅡB		
	T4	ⅢA		

（TNM悪性腫瘍の分類，第8版，金原出版，2017より引用，表は同書より作成）

虫垂

T-原発腫瘍
TX　原発腫瘍の評価が不可能
T0　原発腫瘍を認めない
T1　最大径が2cm以下の腫瘍
T2　最大径が2cmをこえるが4cm以下の腫瘍
T3　最大径が4cmをこえる腫瘍，または漿膜下層に浸潤もしくは虫垂間膜に浸潤する腫瘍
T4　腹膜を貫通する腫瘍，または隣接する漿膜下層への直接の壁面進展を除く，他の隣接臓器もしくは構造（例えば，腹壁および骨格筋）に浸潤する腫瘍

N-領域リンパ節
NX　領域リンパ節の評価が不可能
N0　領域リンパ節転移なし
N1　領域リンパ節転移あり

M-遠隔転移
M0　遠隔転移なし
M1　遠隔転移あり
　　M1a　肝転移のみ
　　M1b　肝外転移のみ
　　M1c　肝転移および肝外転移

虫垂カルチノイドの進行度分類（表）

M-遠隔転移		M0		M1
N-領域リンパ節		N0	N1	Nに関係なく
T-原発腫瘍	T1	I	III	IV
	T2	II		
	T3			
	T4			

（TNM悪性腫瘍の分類，第8版，金原出版，2017より引用，表は同書より作成）

附-2　所見の要約

【術前臨床所見】
1. 術前 CEA 値
2. 占居部位
3. 肉眼型
4. cT（壁深達度）
5. cN（リンパ節転移度）転移個数
6. cM（遠隔転移）転移部位
7. cStage
8. 多発癌・重複がん

【治療】
9. 主たる治療
10. 内視鏡治療・手術治療
    内視鏡治療の方法
    手術術式
11. D（リンパ節郭清度）・LD（側方リンパ節の郭清度）
12. 合併切除臓器
13. 切除断端　PM　DM　RM　HRM
14. 薬物治療
15. 放射線治療

【病理所見】
16. 占居部位
17. 肉眼型
18. 大きさ
19. 環周率
20. 切離断端・剥離面
    内視鏡切除標本　HM　VM
    手術切除標本　PM　DM　RM　HRM
21. pT（壁深達度）
    SM 浸潤距離（T1 癌のみ）
22. pN（リンパ節転移と ND）
    転移個数/検索個数
    リンパ節転移と ND（ND(V+)，ND(Pn+)，ND(V&Pn+)）の別
23. pM（遠隔転移の組織学的診断がある場合のみ）
24. 組織型
25. 浸潤増殖様式（INF）
26. 脈管侵襲（Ly，V）
27. 簇出（BD）
28. 神経侵襲（Pn）
29. pStage
30. 癌遺残
    内視鏡的治療後の癌遺残（ER）
    手術治療後の癌遺残（R）
31. 手術治療の根治度（Cur）
32. 薬物・放射線治療の効果判定

附-3　切除標本の病理学的記載事項（チェックリスト）

項目	手術治療	内視鏡治療	参照頁
手術の種類，内視鏡治療の方法	結腸右半切除術，低位前方切除術など	スネアポリペクトミー，EMR，ESD	21～22
癌の占居部位　　腸壁の区分（RS～Pで記載）	V, C, A, T, D, S, RS, Ra, Rb, P, (E) Ant, Post, Lt, Rt, Circ		7～9
肉眼型分類	0型［0-Ip, 0-Isp, 0-Is, 0-IIa, 0-IIb, 0-IIc など］，1型，2型，3型，4型，5型		9～10
大きさ	最大径×それに直交する最大径（mm）		8, 68～69
環周率	腸管環周に占める腫瘍最大横径の割合（%）	—	8～9, 68～69
組織型	pap, tub1, tub2, por1, por2, muc, sig, med など		28～31, 56～65
壁深達度*	pTX, pT0, pTis, pT1a, pT1b, pT2, pT3, pT4a, pT4b	pTX, pT0, pTis, pT1a, pT1b	10～12
	SM 浸潤距離（T1癌で記載）		34～35
浸潤増殖様式	INFa, INFb, INFc		31
リンパ管侵襲	LyX, Ly0, Ly1 ［Ly1a, Ly1b, Ly1c］	LyX, Ly0, Ly1	31
静脈侵襲	VX, V0, V1 ［V1a, V1b, V1c］, V2	VX, V0, V1, V2	31～32
簇出	BDX, BD1, BD2, BD3		32
神経侵襲	PnX, Pn0, Pn1a, Pn1b	—	33～34
切除断端における癌浸潤	PMX, PM0, PM1；DMX, DM0, DM1；RMX, RM0, RM1；HRM0, HRM1	HMX, HM0, HM1；VMX, VM0, VM1	25
	PM0/DM0/RM0 では切離端，剥離面から癌までの距離を記載（mm）	HM0/VM0 では断端から癌までの距離を記載（mm）	
リンパ節転移*	pNX, pN0, pN1a, pN1b, pN2a, pN2b, pN3 転移リンパ節個数／郭清リンパ節個数	—	15, 32～33
	ND 個数 ［ND, ND(V+), ND(Pn+), ND(V&Pn+)］		
遠隔転移（組織学的診断がある場合に記載）	pM0, pM1a, pM1b, pM1c ［M1c1, pM1c2］		15～18
	H, P, PUL, OSS, BRA, MAR, ADR など	—	
肝転移	HX, H0, H1, H2, H3		
腹膜転移	PX, P0, P1, P2, P3		
腹水細胞診	Cy0, Cy1		
肺転移	PULX, PUL0, PUL1, PUL2		
進行度分類（pStage）*	0, I, IIa, IIb, IIc, IIIa, IIIb, IIIc, IVa, IVb, IVc	—	18～19
癌遺残	RX, R0, R1, R2	ERX, ER0, ER1a, ER1b, ER2	26
手術治療の根治度	CurX, CurA, CurB, CurC	—	27
薬物・放射線治療の効果判定	Grade 0, Grade 1 ［Grade 1a, Grade 1b］, Grade 2, Grade 3		34

*術前治療後の所見を示す場合は接頭辞 y を付して表す。（6, 20頁）

［記載例］
手術治療：S状結腸切除術，S，2型，60×40 mm，環周率90%（45/50 mm），tub2>muc，pT3，INFb，Ly1a，V1b，BD2，Pn1a，pPM0（80 mm），pDM0（40 mm），pRM0（20 mm），pN2（6/16）［ND 2，ND（V+） 1］＊，pM1a（H1），pStage IVa，R0，CurB
　　　　＊郭清リンパ節16個中，転移リンパ節3個，ND 2個，ND（V+） 1個が存在する場合

〔NDの記載法〕
　　例：251領域の郭清リンパ節11個中，転移リンパ節3個，ND 2個，ND（Pn+） 1個が存在する場合
　　　　#251：6/11 ［ND 2，ND（Pn+） 1］

内視鏡治療：ESD，T，0-IIa+IIc，30×25 mm，tub1 with adenoma component，pT1a（SM，380 μm），INFb，Ly0，V0，BD1，HM0（3 mm，腺腫成分陽性），VM0（800 μm），ER0

附-4 略語表

略語		説明
A	ascending colon	上行結腸〔p. 7〕
A	adventitia	外膜〔p. 11〕
ADR	adrenals	副腎〔p. 15〕
AI	direct invation of other organs through the adventitia	他臓器直接浸潤（漿膜を有しない部位）〔p. 11〕
AN	autonomic nerve	自律神経系の温存〔p. 23〕
Ant	anterior	前壁（腸壁の区分）〔p. 8〕
BD	budding	簇出〔p. 32〕
BRA	brain	脳〔p. 15〕
C	cecum	盲腸〔p. 7〕
c	clinical findings	臨床所見〔p. 6〕
Circ	circular	全周（腸壁の区分）〔p. 8〕
CR	complete response	完全奏効（効果判定基準）〔p. 52〕
Cur	curability in surgical treatment	手術治療の根治度〔p. 27〕
Cy	cytology	腹水細胞診〔p. 17〕
D	descending colon	下行結腸〔p. 7〕
D	lymph node dissection	リンパ節郭清度〔p. 22〕
DM	distal margin	遠位（肛門側）切離端〔p. 25〕
E	external skin	肛門周囲皮膚〔p. 8〕
EMR	endoscopic mucosal resection	内視鏡的粘膜切除術〔p. 21〕
ER	residual tumor after endoscopic treatment	内視鏡治療後の癌遺残〔p. 26〕
ESD	endoscopic submucosal dissection	内視鏡的粘膜下層剥離術〔p. 21〕
EX	extramural tumor deposits without lymph node structure	リンパ節構造を伴わない壁外非連続性癌進展病巣〔p. 32〕
H	hepatic (metastasis)	肝（転移）〔p. 15, 16〕
HM	horizontal margin	水平断端（粘膜断端）〔p. 25〕
H-N	hepatic node metastasis	肝門部リンパ節転移〔p. 16〕
HRM	hepatic resection margin	肝切離面〔p. 25〕
I	ileum	回腸〔p. 8〕
INF	infiltration type	浸潤増殖様式〔p. 31〕
LD	lateral node dissection	側方郭清度〔p. 22〕
LST	laterally spreading tumor	表層（側方）発育形腫瘍〔p. 10〕
Lt	left	左壁（腸壁の区分）〔p. 8〕
Ly	lymphatic invasion	リンパ管侵襲〔p. 31〕
LYM	lymph nodes	領域外リンパ節〔p. 16〕
M	mucosa	粘膜〔p. 10〕
M	distant metastasis	遠隔転移〔p. 15〕
MAR	bone marrow	骨髄〔p. 15〕
MP	muscularis propria	固有筋層〔p. 10〕
N	lymph node metastasis	リンパ節転移〔p. 15〕
ND	tumor nodule	脈管/神経侵襲病巣以外の壁外非連続性癌進展病巣〔p. 32〕
ND(Pn+)	tumor nodule growing with perineural invasion	神経への侵襲所見を伴う ND〔p. 33〕
ND(V+)	tumor nodule growing with venous invasion	静脈への侵襲所見を伴う ND〔p. 33〕
ND(V&Pn+)	tumor nodule growing with both venous and perineural invasion	静脈と神経の両者への侵襲所見を伴う ND〔p. 33〕
NE	not evaluable	評価不能（効果判定基準）〔p. 52〕
OSS	osseous	骨〔p. 15〕

（つづく）

略語		説明
OTH	others	その他（の臓器）〔p. 16〕
OVA	ovary	卵巣〔p. 16〕
P	procto-	肛門管〔p. 7〕
P	peritoneal (metastasis)	腹膜（転移）〔p. 15, 17〕
p	pathological findings	病理所見〔p. 6〕
PLE	pleura	胸膜〔p. 15〕
PM	proximal margin	近位（口側）切離端〔p. 25〕
Pn	perineural invasion	神経侵襲〔p. 33〕
Post	posterior	後壁（腸壁の区分）〔p. 8〕
PR	partial response	部分奏効（効果判定基準）〔p. 52〕
PS	performance status	全身状態の指標〔p. 27〕
PUL	pulmonary (metastasis)	肺（転移）〔p. 15, 17〕
r	recurrent	再発癌の所見〔p. 6〕
R	residual tumor after surgical treatment	手術治療後の癌遺残〔p. 26〕
Ra	upper rectum (above peritoneal reflection)	上部直腸〔p. 7〕
Rb	lower rectum (below peritoneal reflection)	下部直腸〔p. 7〕
RM	radial margin	外科剝離面〔p. 25〕
RS	rectosigmoid	直腸S状部〔p. 7〕
Rt	right	右壁（腸壁の区分）〔p. 8〕
S	sigmoid colon	S状結腸〔p. 7〕
s	surgical findings	術中所見〔p. 6〕
SE	serosa	漿膜〔p. 11〕
SI	direct invation of other organs through the serosa	他臓器直接浸潤（漿膜を有する部位）〔p. 11〕
SKI	skin	皮膚〔p. 15〕
SM	submucosa	粘膜下層〔p. 10〕
SS	subserosa	漿膜下層〔p. 11〕
T	transverse colon	横行結腸〔p. 7〕
T	depth of tumor invasion	壁深達度〔p. 10〕
V	vermiform process (appendix)	虫垂〔p. 7〕
V	venous invasion	静脈侵襲〔p. 31〕
VM	vertical margin	垂直断端（粘膜下層断端）〔p. 25〕
X		評価不能・不明〔p. 6〕
y		術前治療後の所見〔p. 6〕
yc		術前治療後の臨床所見〔p. 6〕
yp		術前治療後の病理所見〔p. 6〕

大腸癌取扱い規約　第9版

1977年10月10日	第1版発行
1980年3月31日	第2版発行
1983年5月20日	第3版発行
1986年4月20日	第4版発行
1994年4月28日	第5版発行
1998年11月30日	第6版発行
2006年3月31日	第7版発行
2009年1月13日	第7版補訂版発行
2013年7月5日	第8版発行
2018年7月5日	第9版第1刷発行
2024年5月30日	第4刷発行

編　者　大腸癌研究会

発行者　福村　直樹

発行所　金原出版株式会社

〒113-0034 東京都文京区湯島2-31-14
電話　編集　(03)3811-7162
　　　営業　(03)3811-7184
FAX　　　　(03)3813-0288
振替口座　00120-4-151494
http://www.kanehara-shuppan.co.jp/

© 大腸癌研究会, 1977, 2018
検印省略
Printed in Japan

ISBN 978-4-307-20389-0　　印刷・製本／三報社印刷㈱

<JCOPY> ＜出版者著作権管理機構　委託出版物＞

本書の無断複製は著作権法上での例外を除き禁じられています。複製される場合は，そのつど事前に，出版者著作権管理機構（電話 03-5244-5088，FAX 03-5244-5089，e-mail：info@jcopy.or.jp）の許諾を得てください。

小社は捺印または貼付紙をもって定価を変更致しません。
乱丁，落丁のものはお買い上げ書店または小社にてお取り替え致します。

WEBアンケートにご協力ください

読者アンケート（所要時間約3分）にご協力いただいた方の中から抽選で毎月10名の方に図書カード1,000円分を贈呈いたします。

アンケート回答はこちらから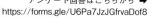
https://forms.gle/U6Pa7JzJGfrvaDof8

定評ある 金原出版の診療ガイドライン

2023.10

食道癌診療ガイドライン 2022年版
日本食道学会 編
◆B5判 176頁 ◆定価3,520円（本体3,200円＋税10%）

胃癌治療ガイドライン
日本胃癌学会 編 医師用 2021年7月改訂【第6版】
◆B5判 164頁 ◆定価1,650円（本体1,500円＋税10%）

大腸癌治療ガイドライン
大腸癌研究会 編 医師用 2022年版
◆B5判 160頁 ◆定価1,870円（本体1,700円＋税10%）

遺伝性大腸癌診療ガイドライン 2020年版
大腸癌研究会 編
◆B5判 152頁 ◆定価1,980円（本体1,800円＋税10%）

十二指腸癌診療ガイドライン
十二指腸癌診療ガイドライン作成委員会 編 2021年版
◆B5判 120頁 ◆定価3,300円（本体3,000円＋税10%）

肝癌診療ガイドライン 2021年版
日本肝臓学会 編
◆B5判 320頁 ◆定価4,180円（本体3,800円＋税10%）

肝内胆管癌診療ガイドライン 2021年版
日本肝癌研究会 編
◆B5判 88頁 ◆定価3,300円（本体3,000円＋税10%）

膵癌診療ガイドライン 2022年版
日本膵臓学会
膵癌診療ガイドライン改訂委員会 編
◆B5判 400頁 ◆定価3,960円（本体3,600円＋税10%）

頭頸部癌診療ガイドライン 2022年版
日本頭頸部癌学会 編
◆B5判 240頁 ◆定価3,960円（本体3,600円＋税10%）

肺癌診療ガイドライン
悪性胸膜中皮腫・胸腺腫瘍含む 2022年版
日本肺癌学会 編
◆B5判 584頁 ◆定価5,280円（本体4,800円＋税10%）

乳癌診療ガイドライン 2022年版
日本乳癌学会 編
① 治療編 ◆B5判 512頁 ◆定価6,050円（本体5,500円＋税10%）
② 疫学・診断編 ◆B5判 408頁 ◆定価4,950円（本体4,500円＋税10%）

子宮頸癌治療ガイドライン 2022年版
日本婦人科腫瘍学会 編
◆B5判 224頁 ◆定価3,740円（本体3,400円＋税10%）

子宮体がん治療ガイドライン 2023年版
日本婦人科腫瘍学会 編
◆B5判 240頁 ◆定価3,740円（本体3,400円＋税10%）

卵巣がん・卵管癌・腹膜癌治療ガイドライン 2020年版
日本婦人科腫瘍学会 編
◆B5判 224頁 ◆定価3,740円（本体3,400円＋税10%）

腹膜播種診療ガイドライン 2021年版
日本腹膜播種研究会 編
◆B5判 212頁 ◆定価3,300円（本体3,000円＋税10%）

脳腫瘍診療ガイドライン 小児脳腫瘍編 2022年版
日本脳腫瘍学会 編
◆B5判 272頁 ◆定価4,400円（本体4,000円＋税10%）

がん免疫療法ガイドライン【第3版】
日本臨床腫瘍学会 編
◆B5判 264頁 ◆定価3,300円（本体3,000円＋税10%）

造血器腫瘍診療ガイドライン 2023年版
日本血液学会 編
◆B5判 504頁 ◆定価6,050円（本体5,500円＋税10%）

科学的根拠に基づく 皮膚悪性腫瘍診療ガイドライン【第3版】
日本皮膚科学会／日本皮膚悪性腫瘍学会 編
◆B5判 384頁 ◆定価7,150円（本体6,500円＋税10%）

成人・小児進行固形がんにおける 臓器横断的ゲノム診療のガイドライン 2022年2月【第3版】
日本臨床腫瘍学会／日本癌治療学会／日本小児血液・がん学会 編
◆B5判 120頁 ◆定価2,420円（本体2,200円＋税10%）

がん疼痛の薬物療法に関するガイドライン 2020年版
日本緩和医療学会 編
◆B5判 200頁 ◆定価2,860円（本体2,600円＋税10%）

がん薬物療法に伴う血管外漏出に関する合同ガイドライン 2023年版
【外来がん化学療法看護ガイドライン1：改訂・改題】
日本がん看護学会／日本臨床腫瘍学会／日本臨床腫瘍薬学会 編
◆B5判 152頁 ◆定価2,420円（本体2,200円＋税10%）

金原出版 〒113-0034 東京都文京区湯島2-31-14 TEL03-3811-7184（営業部直通） FAX03-3813-0288

本の詳細、ご注文等はこちらから *https://www.kanehara-shuppan.co.jp/*

2023年10月 最新情報 金原出版【取扱い規約】

書名	版	編者	定価
癌取扱い規約 －抜粋－ 消化器癌・乳癌	第14版	金原出版 編集部 編	定価4,400円（本体4,000円＋税10%）
婦人科がん取扱い規約 抜粋	第3版	日本産科婦人科学会／日本病理学会／日本医学放射線学会／日本放射線腫瘍学会 編	定価4,620円（本体4,200円＋税10%）
肺癌・中皮腫瘍・頭頸部癌・甲状腺癌取扱い規約 －抜粋－	第5版	金原出版 編集部 編	定価3,960円（本体3,600円＋税10%）
領域横断的がん取扱い規約	第1版	日本癌治療学会／日本病理学会 編	定価9,350円（本体8,500円＋税10%）
臨床病理 食道癌取扱い規約	第12版	日本食道学会 編	定価4,400円（本体4,000円＋税10%）
食道アカラシア取扱い規約	第4版	日本食道学会 編	定価2,200円（本体2,000円＋税10%）
胃癌取扱い規約	第15版	日本胃癌学会 編	定価4,180円（本体3,800円＋税10%）
大腸癌取扱い規約	第9版	大腸癌研究会 編	定価4,180円（本体3,800円＋税10%）
門脈圧亢進症取扱い規約	第4版	日本門脈圧亢進症学会 編	定価7,480円（本体6,800円＋税10%）
臨床病理 原発性肝癌取扱い規約	第6版補訂版	日本肝癌研究会 編	定価3,850円（本体3,500円＋税10%）
臨床病理 胆道癌取扱い規約	第7版	日本肝胆膵外科学会 編	定価4,290円（本体3,900円＋税10%）
膵癌取扱い規約	第8版	日本膵臓学会 編	定価4,400円（本体4,000円＋税10%）
臨床病理 脳腫瘍取扱い規約	第5版	日本脳神経外科学会／日本病理学会 編	定価13,200円（本体12,000円＋税10%）
頭頸部癌取扱い規約	第6版補訂版	日本頭頸部癌学会 編	定価3,960円（本体3,600円＋税10%）
甲状腺癌取扱い規約	第9版	日本内分泌外科学会／日本甲状腺病理学会 編	定価3,850円（本体3,500円＋税10%）
臨床病理 肺癌取扱い規約	第8版補訂版	日本肺癌学会 編	定価7,370円（本体6,700円＋税10%）
中皮腫瘍取扱い規約	第1版	石綿・中皮腫研究会／日本中皮腫研究機構／日本肺癌学会 編	定価4,400円（本体4,000円＋税10%）
臨床病理 乳癌取扱い規約	第18版	日本乳癌学会 編	定価4,400円（本体4,000円＋税10%）
皮膚悪性腫瘍取扱い規約	第2版	日本皮膚悪性腫瘍学会 編	定価7,700円（本体7,000円＋税10%）
整形外科病理 悪性骨腫瘍取扱い規約	第4版	日本整形外科学会／日本病理学会 編	定価7,700円（本体7,000円＋税10%）
悪性軟部腫瘍取扱い規約	第4版	日本整形外科学会／日本病理学会 編	定価7,480円（本体6,800円＋税10%）
子宮頸癌取扱い規約【臨床編】	第4版	日本産科婦人科学会／日本病理学会／日本医学放射線学会／日本放射線腫瘍学会 編	定価4,400円（本体4,000円＋税10%）
子宮頸癌取扱い規約【病理編】	第5版	日本産科婦人科学会／日本病理学会 編	定価4,950円（本体4,500円＋税10%）
子宮体癌取扱い規約【病理編】	第5版	日本産科婦人科学会／日本病理学会 編	定価4,950円（本体4,500円＋税10%）
卵巣腫瘍・卵管癌・腹膜癌取扱い規約【臨床編】	第1版補訂版	日本産科婦人科学会／日本病理学会 編	定価2,750円（本体2,500円＋税10%）
卵巣腫瘍・卵管癌・腹膜癌取扱い規約【病理編】	第2版	日本産科婦人科学会／日本病理学会 編	定価7,150円（本体6,500円＋税10%）
子宮内膜症取扱い規約 第2部【診療編】	第3版	日本産科婦人科学会 編	定価4,950円（本体4,500円＋税10%）
絨毛性疾患取扱い規約	第3版	日本産科婦人科学会／日本病理学会 編	定価4,400円（本体4,000円＋税10%）
腎生検病理診断取扱い規約	第1版	日本腎病理協会／日本腎臓学会腎病理標準化委員会 編	定価4,400円（本体4,000円＋税10%）
副腎腫瘍取扱い規約	第3版	日本泌尿器科学会／日本病理学会／他 編	定価4,400円（本体4,000円＋税10%）
精巣腫瘍取扱い規約	第4版	日本泌尿器科学会／日本病理学会／他 編	定価4,400円（本体4,000円＋税10%）
口腔癌取扱い規約	第2版	日本口腔腫瘍学会 編	定価4,180円（本体3,800円＋税10%）
造血器腫瘍取扱い規約	第1版	日本血液学会／日本リンパ網内系学会 編	定価6,160円（本体5,600円＋税10%）

金原出版　〒113-0034 東京都文京区湯島2-31-14　TEL03-3811-7184（営業部直通）　FAX03-3813-0288
本の詳細、ご注文等はこちらから　https://www.kanehara-shuppan.co.jp/